Hypnose médicale en situation difficile

Retour d'expériences conjuguées
pour un perfectionnement
en pratique ericksonienne

Hypnose médicale en situation difficile

Retour d'expériences conjuguées pour un perfectionnement en pratique ericksonienne

Franck Garden-Brèche,
Stéphanie Desanneaux-Guillou

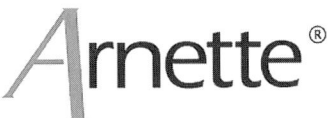

ISBN : 978-2-7184-1353-2

Arnette
Éditions John Libbey Eurotext
127, avenue de la République, 92120 Montrouge, France
Tél. : 01.46.73.06.60
Fax : 01.40.84.09.99
e-mail : contact@jle.com
Site Internet : http://www.jle.com

John Libbey Eurotext
42-46 High Street
Esher, Surrey
KT10 9KY
United Kingdom

© John Libbey Eurotext, Paris, 2014. Tous droits réservés.

Il est interdit de reproduire intégralement ou partiellement le présent ouvrage sans autorisation de l'éditeur ou du Centre français du droit de copie (CFC), 20, rue des Grands-Augustins, 75006 Paris.

*On ne souffre pas du choc provoqué par un traumatisme,
on essaie d'en tirer profit pour pouvoir avancer.*
Alfred Adler

Sommaire

- Préface 9
- Préambule 11
- Introduction 13

1. Apprendre à observer autrement 15
   Premier abord 15
   Observer l'environnement 34
   Identifier les processus de conscience 45

2. Transformer l'expérience en outils de guérison ... 50
   Émotions 50
   Intuition 52
   Créativité 53

3. Suggérer le changement dès les premiers instants.
   Communication thérapeutique 57
   Stratégies applicables en situation difficile 58
   Ressources de la communication thérapeutique ... 59
   Rôle d'acteur 70
   Comment parler de l'hypnose au patient 73

4. Ratifier 75
   En conscience critique 75
   En transe 76

5. Utiliser pour traiter 79
   Alliance thérapeutique avec le patient 79
   Ascenseur émotionnel 86
   Techniques dissociantes 89
   Remettre les pendules à l'heure 94

6. Spécificités et points communs de l'hypnose en milieu hospitalier et en consultation de ville : l'origine des situations difficiles 103
   Spécificités du milieu hospitalier 103
   Spécificités de l'activité en ville 114
   Points communs entre consultations de ville et hospitalières 117
   Recueil des situations difficiles 118
   Complémentarités du regard infirmier et médical sur le sujet et la prise en charge 119

7 • Hypnose conversationnelle et formelle 123
    Changement par métaphore 124
    Changement par réification émotionnelle 126
    Changement par lieu sûr 127
    Limites 129

• Conclusion 133
• Postface 135
• Remerciements 138
• Glossaire 139
• Bibliographie 140

Préface

Avec l'amplification des connaissances et compétences en hypnose, les champs d'application ne cessent de s'élargir. D'abord utilisée vers des pathologies chroniques, troubles psychologiques et douleurs d'intensité modérée, l'hypnose a montré sa valeur pour aider les patients atteints de dépressions sévères, y compris dans un contexte aigu. Ceci est devenu possible grâce aux connaissances sur les processus chaotiques telles les crises de vie qui sont l'un des piliers de cet ouvrage.

C'est ensuite dans les contextes de douleurs aiguës, de chirurgie, de gestes invasifs que l'hypnose a trouvé son intérêt. Nous savons maintenant qu'elle permet à des patients en situation extrême d'activer les ressources de protection, d'analgésie, d'équilibre physiologique les plus favorables au confort et à la sécurité vitale. Les travaux et recherches neuroscientifiques sur le cerveau et la conscience ont ouvert et soutiennent ce champ d'application. Un autre bénéfice est rapidement apparu évident : les soignants ont « retrouvé » leur rôle humain fondamental en développant leurs compétences à communiquer avec le patient et en activant leurs propres ressources créatives afin d'adapter chaque soin à chaque patient ici et maintenant.

Si l'hypnose est habituellement décrite comme « un état modifié de conscience » nous découvrons chaque jour un peu plus que ce mot « conscience » contient plusieurs dimensions. À la conscience critique qui nous permet d'organiser et d'analyser, à la conscience virtuelle ou imaginaire en phase avec les émotions, l'intuition, la créativité, nous devons ajouter maintenant la conscience corporelle. Une dimension de la conscience habituellement reliée aux autres mais qui peut être dissociée dans des contextes pathologiques aigus comme ici, ou chroniques comme lors de douleurs ancrées pendant des années. Cette dimension de la conscience ne peut être activée qu'en impliquant le corps dans la transe hypnotique pour utiliser l'hypnose comme un outil générant des processus modifiés psychiques et corporels. Les processus idéodynamiques sont connus depuis l'aube de l'hypnose, nous redécouvrons les modifications motrices, sensitives ou végétatives activées par des suggestions, métaphores, ou positions corporelles.

Il y a quelques années, personne n'imaginait intégrer l'hypnose dans les services d'urgence, les Samu ou les interventions extrêmes sur le terrain.

L'hypnose se concevait comme une pratique calme entre un patient et un thérapeute dans une pièce confortable...

Réussir de tels sauts nécessite des hommes et des femmes extrêmement motivés, animés par l'urgence d'aider les patients à activer les ressources naturelles quelles que soient les circonstances parce qu'ils savent que c'est augmenter les chances d'évolution favorable. Ces soignants doivent avoir le courage d'oser faire des choses différentes, nouvelles, souvent surprenantes pour les observateurs. Ils doivent aussi maîtriser les concepts hypnotiques afin de garder la cohérence indispensable entre tous les impératifs et objectifs du soin, entre tous les acteurs et toutes les techniques mises au service du patient. Ils doivent encore acquérir les techniques et outils les plus adaptés à leur contexte de soin, les répéter, les améliorer.

Le livre que vous avez entre les mains est écrit par deux de ces soignants exceptionnels : Franck Garden-Brèche et Stéphanie Desanneaux-Guillou. Si j'ai eu le plaisir de les accueillir l'un et l'autre dans la formation Émergences, je les ai vus depuis acquérir d'autres compétences pour renforcer leurs acquis professionnels antérieurs afin de créer une cohérence thérapeutique originale et performante.

Ce livre est d'une richesse incroyable tant par les techniques proposées que par les exemples, les exercices, les illustrations. Un univers foisonnant et créatif où chacun sera surpris de trouver des réponses à ces situations difficiles que chaque thérapeute rencontre. Ces moments complexes dans lesquels il est tentant d'oublier les ressources hypnotiques pourtant déjà présentes lorsqu'on sait les observer. Des ressources hypnotiques... je devrais dire les ressources potentielles de la vie pour la survie et le bien-être.

Dr Claude Virot
Médecin psychiatre
Directeur de l'Institut Émergences-Rennes
Directeur du congrès de l'ISH Paris 2015
President-elect de la Société internationale d'hypnose
www.hypnoses.com

Préambule
Pourquoi ce livre à quatre mains ?

Pour rassurer les plus cartésiens, la probabilité que ce livre existe un jour approchait du zéro absolu. Et pourtant, vous le tenez entre vos mains.

Combien de battements d'ailes de papillons, combien de « hasards » qui n'en sont pas, combien de courbures de l'univers a-t-il fallu pour que les deux auteurs que nous sommes se rencontrent ? La complexité du calcul serait telle que nous avons préféré abandonner l'idée au profit d'un simple constat : l'improbable s'est produit.

Issus d'univers distants – l'une, infirmière en hôpital de jour dans un service d'hémato-oncologie, accompagnant ses patients dans une maladie chronique, et l'autre, médecin urgentiste extrahospitalier, confronté aux phénomènes de vie suraigus – nos routes se sont croisées, chacun à la recherche de ce « quelque chose » de plus et de différent qui viendrait éclairer notre pratique quotidienne. Tant de questions restaient à résoudre pour enrichir la communication soignant-soigné, la confiance réciproque et donc l'alliance thérapeutique :

— Comment améliorer le vécu émotionnel des patients ?

— Comment l'utiliser, du pire au meilleur, pour intensifier l'aide apportée à la souffrance physique et psychique ?

— Comment continuer de prendre un réel plaisir dans notre travail ?

— Comment valoriser notre besoin de créativité au-delà de la technicité des métiers que nous pratiquons ?

Les réponses sont apparues grâce à notre découverte des principes et d'une approche exceptionnelle mis au point par « *un thérapeute hors du commun* » [1], Milton H. Erickson. Ils se rapportent à une nouvelle hypnose médicale basée sur l'observation et l'utilisation de tout ce qu'évoquent le patient et la situation, aussi difficile soit-elle.

Puis ce furent des moments de partages avec ceux qui nous ont tout appris : Claude Virot, Ernest L. Rossi, Teresa Robles, Jean-François Marquet, Bruno Dubos, Gaston Brosseau, Jean Becchio – pour ne citer qu'eux.

Nous avons eu la chance de nous retrouver sur la même longueur d'onde, de percevoir le monde sous un angle commun, parfois parallèle, parfois complémentaire, de parler la même langue émotionnelle.

Tout comme il existe une alliance thérapeutique à tisser avec les patients, il peut exister une alliance professionnelle. Celle-ci s'est forgée entre nous au cours de discussions et de séminaires, suscitant notre envie croissante d'aller encore plus loin dans notre pratique, nos séminaires et de l'exercer ensemble, à deux thérapeutes réunis autour d'un patient.

L'opportunité s'est présentée grâce au Dr Thérèse Bovyn, responsable de l'Unité d'évaluation et de traitement de la douleur (UETD) du Centre hospitalier de Saint-Brieuc. Elle nous a permis d'avancer dans la recherche de nouvelles techniques adaptées à toutes les situations difficiles, quelle qu'en soit l'origine.

De tout cela est née notre envie de vous faire partager nos expériences, notre approche du patient et nos moments thérapeutiques créatifs en situations difficiles pour que chacun s'autorise à utiliser l'hypnose médicale en toute sérénité au profit de ceux qui nous confient leur santé.

Introduction

J'ai appris au cours des années que j'essayais trop de diriger les patients. Cela m'a pris longtemps pour accepter de laisser les choses se dérouler d'elles-mêmes et d'utiliser ce que les sujets présentaient.

Milton H. Erickson

Ce livre est destiné à aider tous les professionnels de santé qualifiés en hypnose médicale ericksonienne et confrontés à des situations difficiles. Il se doit de couvrir tous les champs du soin, quelle qu'en soit la pratique quotidienne.

Au cours de nos nombreux échanges personnels, mais aussi avec tous ceux que nous rencontrons lors des séminaires de formation initiale et continue, des congrès, des soirées de supervision et d'intervision, il nous est rapidement apparu que si les pratiques et les conditions peuvent sembler de prime abord très différentes entre celles des services hospitaliers et celles des cabinets de ville, il existe aussi un certain nombre de points communs. De chaque pratique émerge toute une gamme des situations difficiles qui nous intéressent car elles limitent souvent l'utilisation de l'hypnose malgré son intérêt pour les patients. Elles seront définies pour que chacun puisse reconnaître ses doutes, ses craintes et ses propres limites qui d'ailleurs sont très souvent liées aux croyances des thérapeutes. Nos patients sont beaucoup plus compétents et forts qu'on ne l'imagine. À nous d'apprendre à *leur* faire confiance et à *nous* faire confiance. Peut-être aussi à nous, thérapeutes et formateurs, de commencer par prendre soin de nous et de ceux à qui l'on enseigne et transmet comme on nous l'a transmis. Une partie importante de ce livre sera destinée à rassurer et soigner... les soignants, praticiens en hypnose, afin qu'ils parviennent à « lâcher-priser » et à franchir leurs propres limites.

Milton Erickson nous a enseigné l'observation, l'utilisation de tout ce qu'amène le patient pour nous aider à l'aider. Il nous a transmis la nécessité d'être souple, réactif, créatif, imaginatif dans nos séances avec parfois celle d'être directif lorsque la situation l'exige parce que « le monde n'est pas seulement tout blanc ou tout noir mais un nuancier de couleur ». Tout cela avec bienveillance, humanité et respect envers ceux qui nous confient leurs corps et leurs esprits dans la souffrance. Nos pratiques de soignants hospitaliers et extrahospitaliers en Smur nous ont appris à utiliser l'environnement, les situations aussi dramatiques soit-elles, les émotions, les épreuves et les parasites comme autant de ressources au service de la thérapie. Parce que l'hypnose ericksonienne n'est pas de la magie mais un outil performant, respectant la physiologie, parce qu'elle est faite de techniques autorisant la créativité et l'imaginaire, elle doit être apprise avec sérieux, et pratiquée avec respect.

Notre envie par ces lignes est d'abaisser les barrières limitantes de votre pratique en partageant avec vous nos expériences, nos adaptations à tout ce qui peut se présenter pour faire du pire le meilleur, pour transformer les contraintes en ressources.

Élaboré à partir d'un *mind-mapping* (carte heuristique), tout comme le sont nos stratégies thérapeutiques, ce livre peut être lu de façon cartésienne de la première à la dernière page ou de façon plus créative en passant d'un chapitre à l'autre dans l'ordre qui sera pertinent pour vous. Tout est possible. Nous avons choisi de le parsemer de cas cliniques et de techniques personnelles pour illustrer nos théories sur une observation différente du monde, sur la ratification, l'utilisation et la transformation des expériences de vie négatives des patients en ressources et apprentissages.

Nous espérons qu'il sera pour vous une nouvelle porte s'ouvrant sur un ailleurs prometteur dans votre activité de praticien en hypnose médicale, pour votre confort et celui de vos patients, et peut-être qu'il lancera de nouveaux débats, car l'hypnose doit rester avant tout un processus vivant.

1 Apprendre à observer autrement

L'un des points communs de nos deux pratiques reste que le plus souvent nous ignorons tout de notre patient. En Smur, nous n'avons la plupart du temps jamais rencontré notre victime et, nous l'espérons pour elle, nous ne la reverrons jamais. En hôpital de jour d'hématologie-oncologie comme aux urgences, le contexte fait que le médecin ou l'infirmière amenés à prendre en charge le soin n'est pas forcément celui ou celle qui a fait la première consultation, qui a prévu l'examen ou l'intervention.

> **MESSAGE Essentiel**
> - Les premières secondes de la rencontre entre le patient et le soignant sont primordiales pour créer l'alliance thérapeutique : celle-ci peut se jouer à peu de chose et déterminer le succès ou l'échec de la thérapie.

Le contexte, l'ambiance et l'environnement viennent s'ajouter à la pression de l'instant et peuvent devenir des facteurs favorisants ou au contraire des parasites. Le facteur temps joue lui aussi un rôle important lié à l'urgence de la situation médicale et à la charge de travail. Pour le soignant, toute la question est de savoir « dans quelle réalité il se situe », car celle-ci sera vécue différemment par chacun, qu'il soit patient, membre de l'entourage ou professionnel de santé.

Premier abord

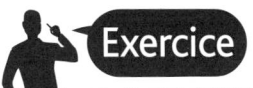

> Imaginez une salle d'attente. Vous en ouvrez la porte pour vous installer. Il y a des chaises occupées, d'autres vides ici et là, entre les personnes présentes. Aussitôt, toutes les têtes se tournent vers vous dans l'espoir d'un signe que leur tour arrive. Mais vous n'êtes pas celui qu'ils attendaient mais juste un « client » de plus.

> Où allez-vous donc vous asseoir ? Personne n'a prononcé le moindre mot, donc il n'y a ni langage verbal, ni paraverbal. Et pourtant, déjà, intuitivement, il y a des places sur lesquelles vous ne vous installerez pas, celles qui vous laissent indifférent... et celle qui vous tente particulièrement. Tout se joue en une fraction de seconde, un regard ou une attitude, tout est exprimé dans le non-verbal.

Il en est de même avec nos patients : en une fraction de seconde, l'alliance se gagne ou se perd.

Attitudes, regards, mimiques, proxémie, gestuelle, engagement dans la relation à venir et présence sont autant d'éléments que l'inconscient des patients va capter avant votre premier mot. Une grande partie de l'avenir de la thérapie se joue à cet instant, car il sera ensuite très difficile de rattraper les choses si le premier abord n'est pas à la hauteur.

C'est ici qu'intervient la règle première de Milton H. Erickson, facile à mémoriser, mais plus subtile à maîtriser : « la règle des trois O ». Il s'agit simplement « d'Observer, Observer, Observer », afin de puiser dans l'environnement la moindre ressource qui vient alimenter la relation hypnotique et créer le lien. Alors, un peu comme une évidence ressentie, les idées, les intuitions, les réponses, les métaphores et les suggestions prennent leur place comme autant de pièces d'un puzzle thérapeutique.

Mais pour accéder à ces informations, il faut savoir quoi observer et dans quel ordre, afin d'en retirer l'essence. La raison et la prudence médicale nous invitent à commencer par *l'observation du patient* : cela donne à la fois les informations cliniques pertinentes pour le diagnostic somatique et permet de répondre à une question essentielle pour notre communication : *quel est le processus de conscience en cours ?*

Viennent ensuite *l'observation de l'environnement*, puis *celle de notre équipe* qui ne doit pas être oubliée dans le triangle de la relation patient-thérapeute-observateurs/acteurs de soins associés.

Observer le patient

Avant d'être un patient ou une victime, notre partenaire de communication est un être humain, alternant différents processus de conscience au cours d'une journée, qui nécessitent chacun un abord différent pour bien se comprendre et rester sur la même longueur d'onde. Du coma à la conscience critique hypervigilante, tous les états sont possibles et à cela s'ajoutent les *minimal cues* chers à Ernest Rossi et Milton Erickson [2,3] pour s'ajuster et rejoindre le patient là où il est.

Nous pensons qu'observer signifie aussi ressentir : le soignant doit s'ouvrir à son intuition, ses perceptions et ses émotions. Cela signifie lâcher prise non pas pour « *devenir le patient* » mais ressentir comme lui. Cette observation, aussi subtile soit-elle, doit être instantanée et opérationnelle, laissant la partie cartésienne du cerveau s'occuper de médecine et de science pendant que le cerveau émotionnel prend en charge cette phase d'accords. La plupart des soignants du somatique sont avant tout des kinesthésiques : l'observation passe par ce qu'ils ressentent physiquement lorsqu'ils sont en face du patient. Ils placent leurs corps et leur intuition en première ligne du processus d'alliance. Les soignants « psy » (psychiatres, psychologues, psychothérapeutes, etc.), qui exercent des professions d'écoute, sont de leur côté, plus réceptifs au paraverbal et au verbal pour tisser le lien.

Reconnaître

Traumatisme de l'expérience

Ce n'est pas notre vision du monde qui compte mais bien celle du patient. La réalité de ce monde est multiple et n'est que le reflet de la perception que nous en avons, qui offre autant de possibilités qu'il y a de regards pour l'observer. Pour illustrer ce principe, on dirait dans le langage courant : « voir le verre à moitié vide ou à moitié plein ».

Deux exercices simples mettent en évidence la distorsion que l'esprit peut créer dès qu'il s'agit de réaliser ce que les yeux voient (*fig. 1*). Ce que nous pouvons interpréter de nos patients à travers le filtre de notre personnalité et de nos expériences est différent de ce qu'ils peuvent de leur côté transformer consciemment ou inconsciemment pour donner naissance à leur réalité d'acceptation ou de souffrances issue de chaque moment de vie.

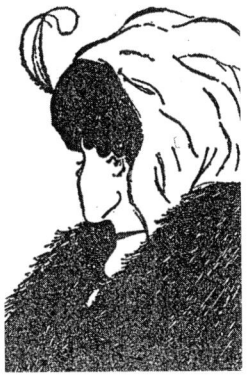

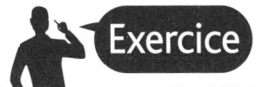

Observez bien cette image. Que voyez-vous ?

Figure 1. Illusion d'optique jeune femme/vieille femme.

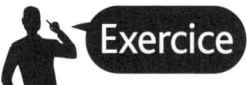

À un métaniveau, c'est la projection de notre réalité qui peut aussi changer l'interprétation de celle-ci. Si vous observez cette structure géométrique, quelle projection aura son ombre sur le mur suivant l'orientation de la lumière ?

Réponse

La projection sur la gauche sera celle d'un rectangle, celle sur la droite sera un cercle.

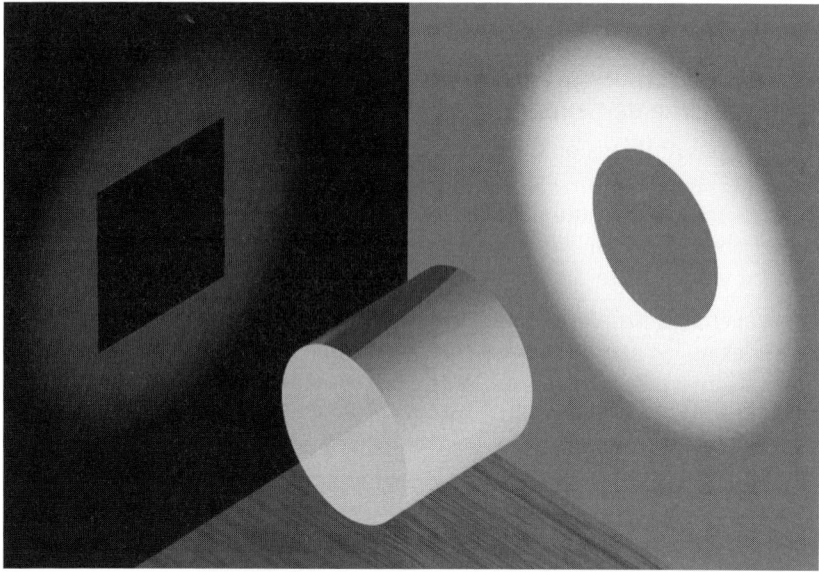

Figure 2. Projection de cylindre.

Épictète disait : « Le peuple est perturbé non pas tant par les événements eux-mêmes que par sa façon d'appréhender l'événement » ; et pour Anna Freud : « Il faut distinguer le trauma du réel et le traumatisme qui naît dans la représentation de ce trauma ».

Un événement peut être traumatique pour une personne et insignifiant pour une autre : ce qui peut paraître aussi anodin qu'une injection sous-cutanée peut être traumatisant pour un sujet. Prenons quelques exemples concrets afin de permettre à chaque lecteur de se demander s'il les percevrait comme traumatiques :

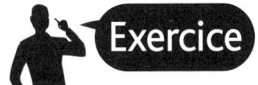

Quelles sont les situations traumatiques parmi celles-ci ?

• un accident de la circulation	oui	non
• un tremblement de terre	oui	non
• une prise d'otages	oui	non
• les attentats du 11 septembre 2001	oui	non
• une promotion professionnelle	oui	non
• l'annonce d'une grossesse	oui	non

Statistiquement la majorité des gens vont cocher « oui » aux quatre premières propositions et « non » aux deux dernières.

Pourtant, en considérant l'événement sous un autre angle, qu'en est-il de la première proposition si le sujet est un cascadeur professionnel, de la troisième et de la quatrième si l'on interroge le terroriste pour qui l'événement est une victoire, de la cinquième si la charge de travail résultante laisse entrevoir un burn-out imminent, et de la dernière s'il s'agit de la grossesse gémellaire de votre fille âgée de 13 ans ?

La perception traumatique dépend beaucoup plus de celui qui est confronté à l'événement, de son expérience, sa culture, ses croyances ou sa formation, que de l'événement lui-même. Ce dernier n'est que le déclencheur d'une réaction émotionnelle qui peut varier du tout au tout d'un sujet à l'autre. *Nous ne pouvons savoir si le traumatisme n'existe que par la réaction émotionnelle qu'il déclenche.* Nous devons donc toujours nous demander devant chaque patient quelle est la portée émotionnelle de ce qui lui arrive.

MESSAGE Essentiel
- Ce n'est pas la vision du soignant qui compte mais bien celle du patient.

C'est par l'observation des *minimales cues* non verbaux de Rossi mais aussi par le verbal et le paraverbal du patient que la situation peut être interprétée pour lui comme traumatique ou non traumatique.

Exemple

Lors de la relecture finale d'un diaporama pour un séminaire, la tâche avait été confiée à une personne non professionnelle de santé, venant d'une filière littéraire. L'une des diapositives regroupait une série de clichés illustrant des catastrophes ou des traumatismes : inondations, accidents de la voie publique, incendies, prises d'otages, images-chocs du journal télévisé, etc. Mais ce n'est que lorsque le cliché d'une injection sous-cutanée en gros plan est apparu à l'écran que celle-ci a poussé un cri de surprise et de crainte...

Les médias nous ont donné l'habitude de voir représentée la détresse humaine au quotidien à travers des « images-chocs ». Cela la banalise et efface la réaction émotionnelle sous-jacente.

Douleur

Subjective par essence, celle-ci ne peut être exprimée et partagée que par des métaphores. « J'ai des fourmis dans la mâchoire », « Cela m'a fait comme un coup de poignard dans le dos... », « C'est comme une barre dans la poitrine, comme un étau... ».

Le mot « comme » qui permet d'expliquer par l'image l'inexplicable est à repérer chez les patients. Il offre une description qualitative pour aider au diagnostic d'une paresthésie, d'une colique néphrétique ou d'un infarctus.

Quand il s'agit de quantifier, l'explication devient compliquée, car le ressenti de la douleur, qui est en fait un message d'alerte du corps pour exprimer l'urgence, varie d'un sujet à l'autre, en fonction des expériences de vie, de la personnalité, de l'aspect aigu surprenant ou chronique, des capacités d'adaptation de chacun, des techniques d'apprentissage à la tolérance, et certains disent du sexe. On en arrive alors aux croyances des soignants, aux interférences qui nous font juger : « les hommes sont douillets », « c'est le syndrome méditerranéen », « les tatoués, les militaires sont ceux qui redoutent le plus les injections ». Ce sont autant de stéréotypes qui font que le regard critique porté sur l'autre est basé sur ce que l'on pense être la douleur, sur la certitude que « nous savons » de la réalité de cette douleur. Mais gardons à l'esprit que seule compte la *« vérité du patient »*. C'est au soignant de l'accepter, et de s'y adapter en l'observant.

Il faut toutefois faire attention à ne pas basculer vers l'extrême inverse en ne se fiant qu'au patient, car si la douleur peut être hurlée, elle peut aussi être masquée, avec toutes les conséquences que cela peut entraîner ensuite sur le diagnostic et le traitement. Un vieil adage de « smuriste » rappelle que celui qui crie le plus fort après un accident n'est que rarement le plus atteint ou le plus en péril : une victime présentant une fracture de rate pourra être assise dans un coin en train de mourir en silence pendant qu'une autre, souffrant d'une luxation d'épaule, canalisera tous les secours par ses cris.

Enfin, la cohérence entre le verbal et le non-verbal est parfois mise en défaut, nous poussant alors « à croire » préférentiellement le non-verbal qui ne sait mentir. Il est nécessaire pour cela de rester vigilant à l'observation visuelle du moindre signe discordant d'avec les mots. Si nos yeux sont plongés dans les dossiers lors de cet échange, nous passerons à côté de l'essentiel.

L'évaluation pourra être réalisée par la technique de l'Évaluation visuelle analogique (EVA), avec ses avantages et ses limites. Mais aussi par le simple regard que l'on pose sur le visage, les expressions, les mimiques, l'agitation, par l'écoute verbale et paraverbale.

Alors, en se fiant à la « vérité du patient », nous pourrons répondre à ses attentes par l'hypnoanalgésie, en association ou non avec les antalgiques. Les mêmes critères d'observation devront être appliqués pour suivre l'évolution de l'état du patient.

Peur

Résultante de la confrontation d'une personne à un événement qui la dépasse, la peur est tout aussi subjective que la notion de traumatisme et de douleur. Chacun possède ses propres peurs, issues de son enfance, de son passé, de ses expériences, de ses échecs ou de ses croyances. Raisonnée ou non, la peur entraîne chacun de nous vers des émotions et des comportements pas toujours maîtrisés, renvoyant à la perte d'une croyance, celle de notre invincibilité, de notre immortalité. Alors, confrontés à la maladie, à la violence ou à un traumatisme, on découvre soudain que tout peut s'arrêter en un instant, qu'on peut être blessé et meurtri dans la chair et la pensée.

La peur peut être aussi un formidable outil de réaction et d'adaptation, une source d'énergie puissante pour agir, s'adapter et apprendre. Soignants ou soignés, elle n'épargne ni les uns ni les autres, et devient parfois une composante importante de la relation qui les lie.

Elle est l'un des facteurs déclenchants d'un autre processus incontournable de l'activité de l'hypnothérapeute : le stress.

Stress

Selon Hans Selye [4], il s'agit d'une réaction d'adaptation à un événement qui dépasse les capacités usuelles du sujet. Le stress est donc bien une ressource, contrairement à ce que l'approche contemporaine voudrait laisser penser.

« Je suis stressé » est une phrase négative, indiquant que l'individu va mal. Il faut « lutter contre le stress », dictent la société, les publicités, les revues... Bien au contraire, « le stress c'est la vie » disait Hans Selye. Les sécrétions d'adrénaline, de cortisol ou de dopamine permettent de réagir afin de résoudre la situation.

La non-utilisation de ce stress et de cette « poussée adaptative » sera, elle, la source d'effets secondaires immédiats et parfois prolongés que nous devrons prévenir lors de la phase aiguë.

Une augmentation des fréquences cardiaque et respiratoire, de la tension artérielle, que les patients peuvent présenter comme des palpitations, une dyspnée, une oppression thoracique et/ou céphalique, sont en fait les signes de l'adaptation du corps et de l'esprit aux événements.

Le seuil de déclenchement de cette réaction dépend aussi de chacun, de ses expériences, croyances, apprentissages ou états psychiques de l'instant.

Lors d'un travail avec le Dr Philippe Rault [5] nous avons représenté les choses ainsi : la ligne violette symbolise le seuil de tolérance, fluctuant au fil du temps alors que les événements de la vie sont représentés par les points noirs. Tout ce qui se trouve sous la courbe de stress adaptatif ne déclenche aucune réaction, tout ce qui est au-dessus génère la cascade aminergique (*fig. 3*).

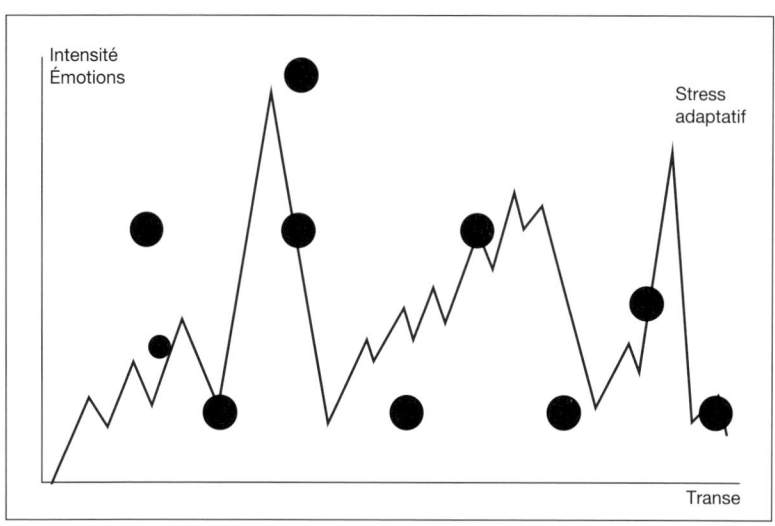

Figure 3. Charge de stress adaptatif.

Exemple

Pour la plupart d'entre nous, le fait d'aller acheter une baguette chez notre boulanger fait partie de la vie quotidienne et se situera donc sous la courbe, indiquant la limite normale de nos capacités. En revanche, si soudain un individu masqué et armé entre dans la boulangerie pour un braquage, nous serons certainement débordés par nos émotions et la réaction adaptative de stress se mettra en route. Qu'en serait-il si nous étions un membre du RAID, formé et entraîné à ce type de situation ? Qu'en est-il à l'inverse du sujet agoraphobe pour qui la simple sortie dans la rue est déjà très stressante ?

Encore une fois, nous serons vigilants face à notre patient afin de nous poser cette question : la situation, le contexte sont-ils *pour lui, ici et maintenant*, des facteurs déclenchants de stress ?

Analyser la situation

Quel que soit notre canal sensoriel privilégié, *nous pouvons utiliser chacun de nos cinq sens pour créer l'alliance thérapeutique avec le patient*, nous rendre réceptif à tout ce qu'il émet, qu'il en soit conscient ou non, et ce, aux trois niveaux de langage.

Nous cherchons à rejoindre le patient là où il est dans son processus de conscience, à le localiser pour parvenir à son niveau émotionnel. Nous activerons notre sixième sens, celui de la perception émotionnelle et de l'intuition, pour dépasser nos capacités rationnelles et anticiper ce que dit notre partenaire de communication, car en situation difficile, avec un patient inconnu, on ne dispose que de quelques minutes, voire quelles secondes, pour aller à l'essentiel et réagir en s'adaptant à lui.

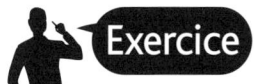

« Mains émotionnelles »

Placez-vous face à votre partenaire d'exercice à quelques centimètres de distance, sans vous toucher.

Le sujet « émetteur » dirige ses mains, paumes vers le bas ; le « récepteur » ses paumes vers le haut. Il s'agit tout d'abord de trouver la juste distance qui permet de ressentir quelque chose entre les mains sans pour autant provoquer le moindre contact physique. On parle souvent d'une « sensation de chaleur », d'une « présence », d'un « coussin d'air », d'une « vibration ». Lorsque la bonne position est trouvée, les deux participants se regardent les yeux dans les yeux en silence total.

Lors de la première phase de l'exercice l'« émetteur » va choisir de penser et de ressentir des émotions en lien direct avec son partenaire, par exemple « le plaisir d'être ici et de partager ce moment de complicité, de vivre ensemble cette expérience » ou alors de penser à des choses émotionnellement neutres comme une liste de courses ou de ménage. Il ne prévient pas de son choix initial. Pendant au moins deux à trois minutes, l'« émetteur » laisse les idées qu'il a choisies le parcourir et laisse ses émotions intenses ou neutres se transmettre. Son partenaire les reçoit en silence.

Au cours de la deuxième phase, d'une durée identique et après une pause de quelques secondes, il émet ce qu'il n'avait pas choisi en premier. L'objectif du récepteur est de s'ouvrir émotionnellement, d'observer et de ressentir tout ce qui est émis. Lors du debriefing il devra trouver dans quel ordre les choses se sont déroulées en étayant son « diagnostic » par ses sensations, observations et perceptions. Ensuite, les deux partenaires échanges leurs rôles et recommencent l'exercice (*fig. 4*).

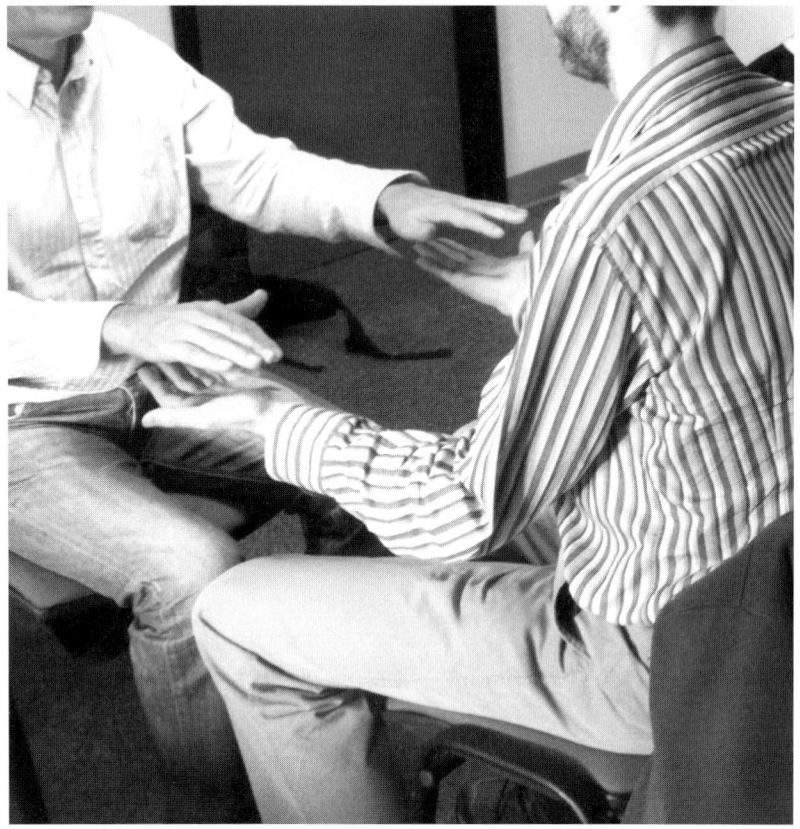

Figure 4. Mains émotionnelles.

L'objectif de cet exercice est d'apprendre à observer, à recevoir, à abaisser ses barrières défensives pour partager « d'inconscient à inconscient », selon l'expression de Milton H. Erickson. Il faut au moins deux à trois minutes par phase pour commencer à vivre l'expérience, tout en sachant que plus celle-ci est prolongée, plus il se passe de choses. Dans certaines situations extrêmes de résistance et de conditions défavorables, cette technique peut aussi être utilisée directement avec un patient pour établir un contact et une relation thérapeutique.

Lorsque le soignant est en phase avec son patient, qu'il reçoit ses messages conscients et inconscients, il peut également se faire une idée sur la réponse en cours face au stress.

Il existe trois types de réponse d'adaptation.

Combat

La victime de l'agression se sent apte à engager la lutte contre son agresseur car elle en a les moyens physiques et mentaux. Ce combat peut parfois sembler perdu d'avance mais c'est souvent le désespoir qui, justement, conduit aux extrêmes et au dépassement. Les exemples de mères qui ont été capables de retenir suffisamment longtemps un véhicule sans frein dans une pente alors qu'il allait reculer sur leurs enfants, ou ces sauvetages héroïques réalisés par des passants devant une noyade en eau glacée en sont la preuve. Toute l'énergie apportée aux muscles par la réaction adrénergique est consommée en quelques secondes juste avant un effondrement réactionnel. Cette lutte permet de se dépasser et de garder ensuite de l'événement le souvenir d'un moment de fierté et de progression personnelle. Même si l'issue est défavorable, le fait d'avoir combattu protège de la culpabilité et du syndrome de stress post-traumatique.

Fuite

Autre phénomène d'adaptation efficace, la fuite permet aussi de consommer l'énergie adrénergique. Courir à perdre haleine, s'échapper loin d'une situation hors de contrôle telle qu'un incendie, un attentat, un accident ou une agression, vide le corps et l'esprit en quelques minutes. La fuite sera préférée au combat à chaque fois que nos apprentissages et nos expériences, préservés dans la crypte de notre inconscient, nous soufflent que le combat sera perdu d'avance. Devant la panthère, la sagesse de la gazelle lui dit de s'enfuir au plus vite, au plus loin. Mais à la différence des mammifères, l'être humain possède un « troisième cerveau », le néocortex (*fig. 5*).

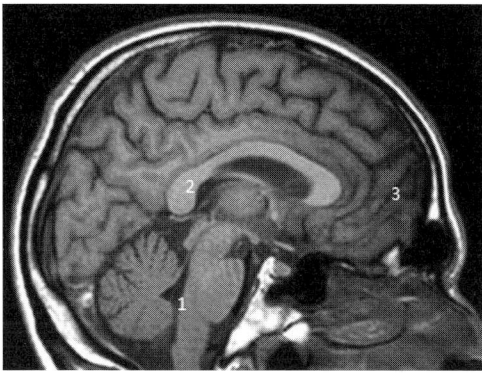

Figure 5. Trois cerveaux. 1. Cerveau reptilien : autodéfense, agressivité, sexe, survie, sommeil, reproduction ; 2. système limbique : émotions ; 3. néocortex : pensées, analyse, création.

Cerveau reptilien

Il gère tout ce qui concerne les réflexes, les fonctions de survie, de sommeil, de reproduction, d'agressivité, tous les automatismes cardiovasculaires et neurologiques. Ce cerveau contrôle tout ce qui fait fonctionner le corps humain, il assure sa sécurité et abrite ses peurs primales.

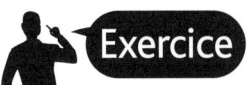

> Que faites-vous en premier lorsque vous rentrez dans une chambre d'hôtel inconnue ?
>
> *Réponse probable*
>
> *Après avoir déposé votre valise, vous inspectez la pièce, ouvrez les placards, regardez sous le lit, dans la salle de bain, par la fenêtre, etc. Ce qui vous semble n'être qu'une inspection de confort est en fait tout un travail effectué par votre cerveau reptilien qui, puisant dans votre mémoire préhistorique, vérifie l'absence de prédateur dans les recoins sombres de la grotte, s'assure des voies d'accès possibles de ces mêmes prédateurs et de fuite pour vous en cas d'urgence. Sans oublier la recherche de monstres cachés sous le lit...*

Cerveau limbique

Siège des émotions, il est apparu avec les premiers mammifères et s'est associé anatomiquement au cerveau reptilien. L'être humain partage ainsi avec les animaux la peur, la joie, la tristesse, l'allégresse et toutes les autres émotions primaires et secondaires étudiées par Klaus Sherer [6].

> Une gazelle partie se désaltérer au bord d'un lac connaît cette peur lorsque le guépard apparaît silencieusement dans son champ visuel. La réaction est immédiate et, sachant qu'elle ne peut combattre, elle choisit la fuite rendue possible par l'énergie du stress. Le cœur et le souffle en folie, elle détale à l'horizon pour échapper à son funeste destin.

Ce cerveau interagit avec le précédent puisqu'une émotion comme la peur va pouvoir tirer le signal d'alarme du cerveau reptilien et déclencher la réaction d'adaptation au stress et sa cascade adrénergique. Il arrive que le cerveau le plus archaïque se déclenche à l'occasion d'une peur inexpliquée, comme lors de phobies, et c'est alors lui qui stimule en retour le cerveau limbique déclenchant l'émotion.

Néocortex

Dernier né de l'évolution et privilège de l'être humain, il recouvre les deux précédents. Il permet le langage, la pensée abstraite, la projection dans le futur, la mémoire du passé, la science et la communication.

Il constitue un atout indéniable mais il a son revers : s'il permet d'apprendre des expériences passées et d'en découvrir des nouvelles, il fait aussi la place aux pensées les plus sombres, aux anticipations d'un futur noir et déprimant.

> Si la gazelle échappe au guépard, elle aura appris quelque chose à mettre en pratique dans le futur mais, dépourvue de néocortex, elle ne pourra anticiper une future agression si elle revient le lendemain au bord du même lac.
> Autrement dit, elle ne pourra pas être victime d'un syndrome de stress post-traumatique car, à la différence des humains, affaiblis par ce cerveau qui offre une mémoire pessimiste, pour la gazelle « ce n'est pas parce que quelque chose de noir c'est produit un jour que cela va forcément se reproduire lors de circonstances analogues ». Elle ne peut anticiper la peur, elle ne peut déprimer ni souffrir du deuil. Elle ne peut succomber aux pensées magiques si souvent délétères.

Figement

Il s'agit de la dernière option possible, lorsque la fuite et le combat ne sont pas réalisables. Cette stratégie d'adaptation à l'événement dépassant les compétences habituelles du sujet peut avoir une fonction temporaire de survie. Elle sera alors salvatrice mais temporaire, entraînant, juste après cette phase, un processus d'élimination de l'énergie fournie par la réaction de stress.

> Lorsque la gazelle a tenté d'échapper à son prédateur et que la course est perdue, juste avant d'être rattrapée, elle s'effondre au sol et reste immobile. Le guépard s'approche, la renifle et interprète son immobilité comme celle d'un animal mort. N'étant pas un charognard, il choisit de passer son chemin en quête d'une nouvelle proie, vivante celle-ci.
> Cette ruse ancestrale liée au cerveau reptilien lui sauve la vie. Après quelques minutes d'une immobilité parfaite qui permet l'éloignement du guépard, la gazelle bondit sur ses pattes, s'ébroue intensément, court à nouveau à pleine vitesse pour consommer le surplus d'énergie de stress avant de reprendre sa vie. Dépourvue de néocortex, elle ne saura se projeter dans un futur où le risque existe de nouveau et ne souffrira donc pas de stress post-traumatique.

Application thérapeutique de cette compétence d'adaptation

En premier lieu, lors d'une situation difficile, nous nous demandons si le patient ou la victime est en phase de combat, de fuite ou de figement. Cette perception est capitale car le combat et la fuite permettront au sujet, s'ils sont pris en compte par les soignants, de consommer l'énergie de stress. Nous verrons plus loin en détails comment respecter ou initier ces phases car elles font partie de nos outils quotidiens d'utilisation pratique (le patient acteur).

À l'inverse le figement, qui n'est jamais suivi chez l'être humain d'une phase cathartique, fera alors le lit du syndrome de stress post-traumatique.

Il nous reviendra de l'identifier pendant la séance pour l'utiliser, le transformer et faire consommer par le patient l'énergie résiduelle qui, à défaut, irait se nicher au niveau de ses zones de fragilité (aggravation de l'asthme, de l'urticaire, ulcère, troubles de stress post-traumatique, etc. (*fig. 6*).

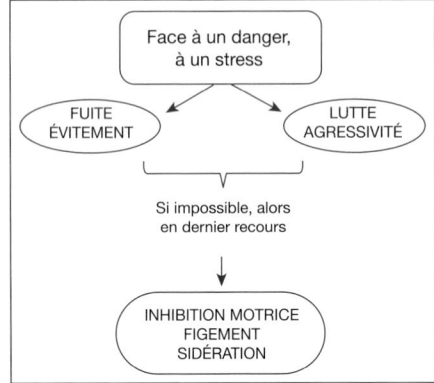

Figure 6. Réaction face au stress.

Exemple de réactions d'adaptation chez l'humain

Combat : l'impliqué, non blessé dans un incendie, un accident ou un attentat, qui prête main-forte aux secours ; le patient qui ne se considère pas uniquement comme un malade et qui se maintient au plus près son style de vie « d'avant » (activité professionnelle, loisirs, etc.) ; le patient qui emporte des choses à faire pendant le soin ; celui qui s'informe par lui-même sur d'autres thérapies, d'autres médecins, etc.
Fuite : agitation désordonnée et incohérente dans les mêmes circonstances, refus du soin ou de l'examen verbal et/ou physique, etc.
Figement : la victime silencieuse, immobile, sidérée qui devient une poupée de chiffon après l'événement ; le patient en salle d'attente avant un examen, une consultation, une intervention, ou sur son lit d'hôpital, immobile, les yeux fixes, perdus dans le néant ou au plafond et qui attend que « le couperet tombe » (*fig. 7*).

Le film Fearless (« État second ») réalisé par Peter Weir en 1994 relate les réactions d'adaptation au stress d'un architecte survivant d'une catastrophe aérienne. Toutes les phases décrites ci-dessus sont particulièrement bien montrées et peuvent permettre de les identifier ensuite chez nos patients. Il constitue une bonne leçon d'observation des *minimal cues*.

Informations

De l'observation attentive des patients, nous allons retirer tous les éléments dont *nous aurons besoin en situation difficile pour initier l'alliance en quelques secondes* (Tableau I). Quel que soit le contexte ou notre profession de soins, le dialogue s'installe tout en poursuivant les gestes, la prise en charge technique ou l'examen. *C'est pour cela*

Apprendre à observer autrement

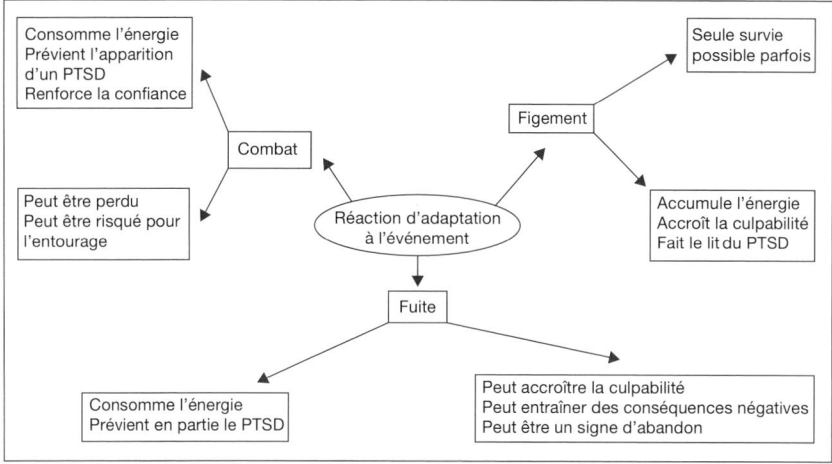

Figure 7. Réaction d'adaptation à l'événement.

Tableau I. Observer, observer, observer

Établir l'alliance thérapeutique en appliquant la règle des trois « O » et des trois « V ». **Il faut Observer, Observer, Observer**	
Langage Verbal	Mots, expressions, langage technique, soutenu, familier, métaphore
Langage paraVerbal	Prononciation, articulation, rythme, respiration, silences
Langage non Verbal	Gestuelle, posture, expression du visage

qu'une solide expérience professionnelle est un prérequis indispensable pour parvenir à se détacher suffisamment de l'acte effectué au profit de la relation.

Que le patient soit encore en conscience critique ou déjà en transe induite par les événements, nous traçons son profil, comme un enquêteur, et enregistrons le maximum des données qu'il nous offre. Nous ne mettons aucun ordre logique ou organisé dans nos questions. Il faut les envisager plutôt comme une vision heuristique, une constellation de points qui s'illuminent les uns après les autres, pour dessiner progressivement, au fil de la discussion, le profil de l'univers de notre partenaire de soin. Un peu comme Lorenz [7] a vu se dessiner les ailes de papillons à partir d'une nuée de points disparates lui révélant la solution, nous découvrons plusieurs types d'informations.

Contexte de vie

Sur le ton de la discussion, avec respect et empathie, nous rechercherons :
- si le patient est en couple ou célibataire ;
- s'il a des enfants ;
- qui sont les personnes importantes pour lui ;
- quel est son niveau socioculturel, sa formation ;
- quelle est sa profession, son activité ;
- dans le cadre d'une intervention en urgence qui désorganise le programme établi pour la journée : où en était-il de sa journée, qu'est-ce que cela va changer pour lui dans les minutes, les heures qui viennent, désire-t-il prévenir quelqu'un en particulier ? Comment est-il arrivé là, quelles étapes depuis son réveil ? ;
- dans un contexte hospitalier, en hôpital de jour, en consultation, au bloc opératoire : comment la pathologie interagit-elle avec le reste de sa vie ;
- quelles sont ses ressources, ses projets.

Ces questions non exhaustives sont à adapter à chacun et à chaque circonstance pour que le soignant puisse progresser vers ce dont il aura besoin dans l'accompagnement qui s'ensuit.

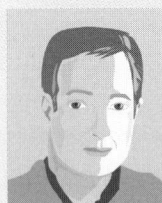

À la campagne

M. Lannion est un agriculteur de la Bretagne profonde. À l'aube de ses 84 ans, il vit seul dans la ferme où il est né et où, après une vie de labeur, il s'occupe encore de quelques bêtes. Chez lui, le sol est en terre battue comme si le temps s'était figé en une époque révolue. Notre équipe SMUR se rend sur place, dépêchée pour une douleur thoracique assez typique d'un syndrome coronarien aigu selon le médecin régulateur du Samu. S'il s'agit bien d'un infarctus, une course contre la montre est engagée pour parvenir sur la table d'angioplastie et limiter les conséquences potentielles de la nécrose. À l'arrivée de l'équipe (ambulancier, IADE, médecin), nous déballons notre matériel dans la pièce : scope, caisses d'intervention, bouteille d'oxygène... Pendant que l'infirmier et l'ambulancier sortent les câbles pour réaliser un ECG, un dialogue s'installe entre le médecin et le patient.
– « J'ai bien compris ce que vous ressentez. Cela vous serre dans la poitrine et dans le bras. Avez-vous déjà eu ce genre de douleur ? Ou des problèmes de cœur ou de poumons ?

– Rien, jamais rien, j'ai jamais vu le docteur depuis mon appendicite juste après la guerre.
– Comment ça, vous n'avez pas de médecin traitant ?
– Ben, pour quoi faire ? »

Au-delà de l'interrogatoire médical qui se poursuit, le plus intéressant se déroule au niveau non-verbal. Ce qui serait passé totalement inaperçu aux yeux de Franck il y a quelques années, se révèle comme une évidence ici. Le visage de M. Lannion se fige de plus en plus, ses sourcils se froncent, les masséters se contractent, son regard devient inquiet, sa fréquence cardiaque s'accélère.
– « La sensation augmente dans votre poitrine ?
– Non, non, c'est toujours pareil ! »

L'infirmier branche les câbles de l'ECG sur les électrodes collées sur le thorax. Tout le monde surveille attentivement l'écran du scope à la recherche d'un trouble du rythme naissant. Le plus dangereux, la fibrillation ventriculaire, peut survenir à tout moment. À chaque nouvelle connexion le patient témoigne de plus en plus de mal-être non-verbal.
– « Je vous sens inconfortable, M. Lannion et vous me dites que la sensation est toujours pareille. Qu'est-ce qui se passe ?

Après deux ou trois secondes de latence dans sa réponse, signe d'un début de transe spontanée négative, il finit par souffler avec inquiétude :
– *Je ne comprends pas pourquoi vous voulez m'électrocuter...* »

Sa phrase tombe comme un couperet. Après un moment de silence et d'incompréhension qui fige l'équipe (les patients savent aussi très bien générer des inductions de transe rapides chez les soignants, ici par la confusion), soudain la lumière surgit.

Observer et écouter sont des démarches indispensables mais il faut aussi associer rapidement les éléments recueillis. M. Lannion avait tout dit, mais Franck n'avait pas fait le rapprochement.

Quelle erreur avions-nous commise ?
M. Lannion, n'a pas eu de suivi médical depuis plus de quarante ans, il n'a jamais reçu le moindre traitement, et nous sommes en train de le connecter à des fils électriques ! Pour lui, qui n'a jamais eu d'ECG de sa vie, impossible d'imaginer que l'on pouvait enregistrer l'activité électrique de son cœur pour poser un diagnostic d'infarctus.

Avant de sortir le matériel, Franck aurait dû lui expliquer ce qu'il allait faire car, pour M. Lannion, les fils électriques ne servent qu'à envoyer du courant, en particulier dans les clôtures des champs pour empêcher les bêtes de sortir.

Après avoir été rassuré, M. Lannion retrouva sa sérénité et sa confiance. Transporté dans les temps, il bénéficia d'une coronarographie avec pose de stent. Il est aujourd'hui de retour auprès de ses bêtes. Il se porte bien et reste dans nos mémoires comme un apprentissage par l'erreur. Nul doute que vous vous souviendrez aussi de cet homme avec qui le courant passe...

Dans ce cas, l'observation non verbale a permis de corriger rapidement le tir : cela prouve que la vigilance doit être permanente au niveau de la communication et s'accompagner d'une anticipation des conséquences de nos actes (*fig. 8*).

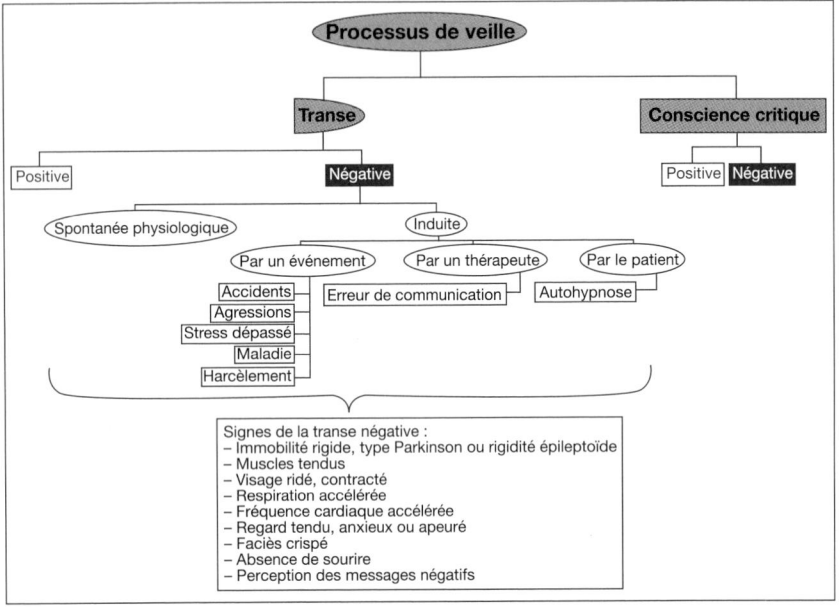

Figure 8. Transe négative.

MESSAGE
Essentiel
- Le risque d'induction d'une transe négative par le soignant existe réellement.

Centres d'intérêt, croyances et valeurs

Compléments au contexte de vie, les centres d'intérêt, les croyances et les valeurs des patients nourrissent l'inspiration dans la transe.

Primum non nocere, avant tout ne pas nuire, telle est la devise des soignants. Nous serons vigilants à laisser de côté notre perception du monde pour nous adapter temporairement à celle du patient : de la religion aux préférences sexuelles, des loisirs aux lieux de vacances privilégiés, musique, lectures, cinéma, sports, tout sera utilisable ensuite. Mais attention à ne pas heurter sans le vouloir, par précipitation, par trop de concentration sur l'acte plutôt que sur ce que l'on voit.

> **Le crucifix**
>
> Mme Guingamp est assise au bord de son lit, polypnéique, cyanosée, encombrée, marbrée, à la limite d'un arrêt respiratoire d'épuisement. Son énième OAP (œdème aigu du poumon) matinal risque d'être l'ultime si nous n'agissons pas vite.
>
> La chambre est typique de celle d'une personne âgée vivant dans une maison qui a vu passer des générations : tapisseries à fleurs un peu jaunies, photos des enfants, petits-enfants et arrière-petits-enfants, certificat de noces d'or, lit et tables de nuit anciennes, au loin le tic-tac de l'horloge égrène le temps. Et, juste au-dessus du lit, se trouvent accrochés le crucifix et sa branche de rameaux.
>
> En pleine action, mais dans le silence, l'équipe parfaitement rodée investit la chambre. Le sifflement de l'oxygène à quinze litres par minute couvre le souffle de plus en plus court de la dame dont les ongles griffent les draps. L'un prépare les injectables (Lasilix et Risordan), l'autre déballe la ventilation non invasive qui, peut-être, permettra de surseoir à une intubation délicate dans ces tableaux de détresse respiratoire aiguë.
>
> Arrivée avant les pompiers, l'équipe n'est composée que trois membres. Alors Franck choisit sans réfléchir de déloger le crucifix de son mur et le pose sur la table de nuit pour suspendre à sa place la poche de perfusion. On pousse les drogues à haute dose, le niveau d'O$_2$ baisse à vue d'œil dans la bouteille, aspiré par la CPAP à haut débit, le masque araignée colle au visage de Mme Guingamp et chacun retient son souffle.
>
> Miracle, le saturomètre commence à remonter alors que les couleurs reviennent doucement sur son visage. Quelques instants plus tard, stabilisée une nouvelle fois, nous pouvons la transporter aux soins intensifs de cardiologie pour la suite du traitement.
>
> Quelle erreur avions-nous commise ?
>
> La réponse se trouve dans la lettre incendiaire reçue quelques jours plus tard où l'équipe fût fortement critiquée pour avoir osé décrocher le crucifix pour le déposer sur la table de nuit. Depuis cette expérience, nous ne touchons plus jamais aux symboles religieux.

Les croyances des patients quant à l'origine de leur souffrance physique ou morale sont souvent profondément ancrées. À ce stade, il est vain de vouloir chercher à leur démontrer les éventuelles erreurs de perception qu'ils pourraient commettre. Cela ne ferait que renforcer la résistance et briser les chances de l'alliance que l'on cherche à établir. Reformuler, ratifier, accepter ce qu'ils disent ; les accompagner dans leur raisonnement sera notre porte d'accès à une bonne communication.

Canaux sensoriels

Visuel, auditif, kinesthésique, olfactif ou gustatif, nous avons tous notre canal sensoriel privilégié pour émettre et recevoir l'information qui nous entoure. Tout a déjà été écrit sur la question [8], alors nous rappelons seulement ici *l'importance de déterminer ce canal privilégié lors de situations difficiles*, véritable sésame dans l'approche du patient. Les expressions verbales, les métaphores, la profession ou les loisirs sont des indices précieux. Il s'agit de recouper les réponses par des questions ouvertes, de confirmer son intuition, de tester les réactions pour vérifier notre perception. Lorsqu'elle est validée, on peut alors privilégier ce canal afin d'améliorer l'alliance thérapeutique.

Rationnel ou imaginatif

Si à la naissance, l'être humain est un rêveur dans un monde imaginaire, l'éducation, la pédagogie et la réalité tendent à le ramener vers la raison, la logique et le versant pragmatique des choses. Certaines personnes résistent et demeurent des artistes, créatifs, intuitifs. Entre les extrêmes se trouve un nuancier où toutes ces capacités coexistent. Longtemps rattachée à la prédominance d'un hémisphère sur l'autre, cette approche garde tout de même sa valeur car force est de constater qu'il existe des sujets très cartésiens, toujours dans le contrôle et la quête permanente de compréhension, et des rêveurs plus sensibles aux émotions.

Les modalités de la communication sont spécifiques à chaque patient mais l'expérience permet de constater qu'il est plus facile de partager une transe hypnotique avec les « *cerveaux droits* ». Le triptyque « émotions, intuitions, créativité » est plus riche avec eux, plus facile à utiliser, tout comme les sensations qui en découlent. L'alliance est ainsi plus aisée et rapide et les champs de techniques possibles beaucoup plus vastes et dissociatifs. Mais cette opinion reste ouverte à la critique de chacun...

Observer l'environnement

L'observation attentive du patient, de ses réactions et des *minimales cues* permet donc de recueillir bon nombre d'informations à réutiliser ensuite lors de la transe. Mais il y a plus encore : tout l'environnement de la situation difficile est à considérer.

Le périmètre de l'observation peut se situer n'importe où : sur la voie publique, au domicile, sur un lieu de travail ou au cœur de l'hôpital. Dans tous les cas, l'environnement constitue une source presque infinie d'inspiration pour les hypnopraticiens qui y voient autant d'indices signifiants à intégrer dans leur technique d'accompagnement. Comme on le fait avec le patient, il suffit là aussi de s'ouvrir à ce que les cinq sens captent en permanence, même inconsciemment.

Chaos de l'expérience : décohérence et instabilité

Si l'on se réfère aux théories systémiques de l'École de Palo Alto [9-11], la vie peut être considérée comme un « système » constitué d'une infinité d'éléments. Comme tout système, pour survivre celle-ci est soumise à deux lois essentielles :

– *la croissance* : un système doit nécessairement grandir et donc passer par des phases transitoires de déséquilibre ;

– *l'homéostasie* : tout système en déséquilibre tend à revenir invariablement à son point d'équilibre.

À chaque seconde, l'univers se met en déséquilibre : naissances, morts, accidents, créations, guerres, rencontres, partout et toujours, en même temps. Prise isolément, la vie d'un individu en est le reflet à petite échelle : naissance, éducation, tentatives d'apprentissages, réussites et parfois échecs qui permettent tout autant le progrès. Accidents et cycles de vie, passages de moments où tout est organisé, rangé, stable à des phases de décohérence où le monde semble basculer. Licenciement, séparation, maladies, traumatismes sont autant de changements.

Prenons une fonction élémentaire de l'être humain, aussi simple que la marche : il s'agit d'une suite de mises en déséquilibres où, pour avancer, le sujet se rattrape en permanence d'un pied sur l'autre. S'il refuse ce déséquilibre transitoire, il reste planté là, debout, bien ancré mais immobile. Les événements de la vie peuvent être vus comme un déséquilibre, une décohérence transitoire qui nous permet de grandir, de nous améliorer, de progresser. Le pire pouvant conduire au meilleur et, comme le disait Alexandro Jodorowsky : « Chacune de mes blessures a créé une perle... » Les repères disparaissent, les certitudes et les croyances s'effondrent, le « cela n'arrive qu'aux autres » perd son sens.

S'il est bien accompagné, même plongé dans le pire chaos de l'expérience, le patient pourra utiliser la puissante énergie induite par cette décohérence pour avancer vers autre chose. Ceux qui ont vécu des interventions SMUR, qui ont accompagné des patients au bloc, lors d'annonce de diagnostic, de soins douloureux, connaissent cette formidable énergie latente qui entoure ces moments parfois cataclysmiques. Les hypnothérapeutes sont les traducteurs simultanés de cette énergie pour leur permettre d'en prendre conscience et de s'en servir, *puiser dans la force de la transe négative* pour en faire ce qu'il y a de plus positif. Une nouvelle cohérence pourra alors s'installer jusqu'au prochain chaos dans ce cycle de vie.

MESSAGE Essentiel

- Pour que cela fonctionne, le soignant doit en être convaincu. Sa présence physique, ses mots, son paraverbal doivent ne faire qu'un pour que le message passe en dépit des doutes.
- Sur les lieux, dans l'action du soin, la compassion n'est pas de mise, il faut avancer, utiliser les émotions qui en découlent, faire de tout ce qui se présente une « accélération » puissante vers l'objectif et ne pas refuser l'obstacle.

Dans la voiture

Parmi les plus beaux souvenirs de transe, il y a ce moment passé auprès d'une victime incarcérée et blessée, que l'on est venus rejoindre à l'intérieur de la carcasse du véhicule pour « l'emmener vers ailleurs », alors que les pompiers découpaient autour de nous.

Une alliance soigné-soignants s'est créée à l'intérieur du véhicule dont nous sommes ressortis ensemble, comme une équipe. Chaque bruit, chaque phrase, chaque événement perçu a été intégré, utilisé, anticipé parfois, pour devenir un outil précieux dans l'apprentissage de l'expérience.

La plus belle récompense a été la lettre du patient quelque temps plus tard :

« ... par ce que j'ai vécu à cet instant et ce que je suis devenu ensuite, cet accident fût une chance dans ma vie. »

Transformation des contraintes en atouts

Dans les services, les cabinets de consultations

Lors d'un accompagnement intrahospitalier, les bruits, les mouvements et l'activité sont incessants alors que les hypnothérapeutes ont théoriquement besoin de s'isoler pour travailler dans le calme. Mais comment imaginer une intervention chirurgicale sans aucun bruit lié au matériel, aux pas ou au monitoring ? Nous vivons dans le bruit tout simplement parce que... nous vivons !

Au début de ce chapitre, nous avons rappelé que la perception de la réalité pouvait évoluer en fonction de l'angle du regard ; *et si tous ces parasites extérieurs pouvaient au final se révéler des ressources utiles ?*

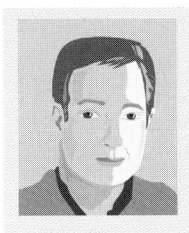

La porte

Dans la maison médicale où Franck s'était installé il y a quelques années, la porte d'entrée grinçait péniblement à chaque ouverture. Partageant les lieux avec un dentiste et une podologue, les allées et venues étaient permanentes.

Nous avions bien tenté l'huile trois-en-un, le montage-démontage-réglage de l'huisserie, rien n'y faisait ! Comme il s'agissait de ses débuts, à chaque pas entendu sur le parking, annonciateur d'un grincement à venir, les idées affluaient : « cela va sûrement faire sortir le patient de sa transe et mettre la séance en échec ; ils ne vont plus vouloir venir, c'est foutu... ("Bien, c'est bien, continuez de respirer..."). Faut-il déménager ? C'est insupportable... ("Vous vous sentez confortable. Paisible et rassuré...") Comment travailler dans ces conditions ?... Peut-être faut-il arrêter l'hypnose... quelqu'un vient encore... ("euh... tout va bien... prenez votre temps...") ». Tout s'entrechoquait entre accompagnement supposé positif et pensées personnelles intérieures négatives.

Jusqu'au jour où, lors d'une *early morning thought* (une pensée matinale précoce mise en évidence par Ernest L. Rossi, dans ces moments de transe spontanée au réveil), la solution lui est enfin apparue : « Il faut considérer ce grincement comme une chance, une ressource ». Résolution aussitôt testée dès le premier patient du matin : les pas sur le parking devenaient du coup annonciateurs d'un bruit positivement anticipé : « et peut-être que lors de l'une de vos prochaines inspirations... vos oreilles percevront un bruit inattendu qui sera le signal qu'une nouvelle porte s'ouvre pour vous permettre d'avancer vers votre objectif... »

Lorsque le thérapeute ressent de l'intérêt pour un stimulus extérieur, la puissance qu'il peut avoir auprès de son patient vaut la peine d'être découverte. Dans cette utilisation des parasites il arrive très fréquemment que les patients disent au décours de la transe : « C'est bizarre mais, plusieurs fois vous avez dit des choses, comme votre histoire de porte, juste quelques secondes après que j'y aie moi-même pensé. Comment vous faites ? ».

Tout se passe comme si la chronologie s'inversait pendant le processus de conscience modifiée, offrant au sujet la perception qu'il est en avance d'une fraction de seconde sur vos propos. Il en ressort fier et confiant.

MESSAGE Essentiel

- Amusez-vous, car cela devient un vrai jeu créatif, à observer dans les services, sur les lieux d'interventions où vous travaillez, tous les bruits, tout ce qui vous dérange habituellement dans votre pratique. Lors de vos prochaines *early morning thoughts*, laissez votre inconscient créatif vous apporter les réponses sur ce que vous pourriez en faire pour les rendre utiles, pour les insérer dans vos accompagnements. La meilleure réponse sera celle qui vous correspond le mieux, à votre image.

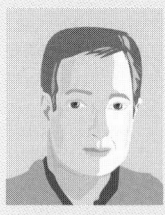

Musique de rue

Quelques jours seulement après le congrès de l'International Society of Hypnosis (ISH) à Brême, l'un des participants, nous écrivit pour témoigner d'un changement dans sa perception des joueurs de musique de rue, régulièrement installés au bas de son cabinet. Jusque-là, il les percevait comme une nuisance pendant la transe, pour lui comme pour ses patients. Depuis l'atelier sur « l'hypnose en situation difficile » il a choisi de s'en servir, notamment au moment de Noël où les chants traditionnels sont de bons inducteurs d'orientation vers le passé (retour en enfance, par exemple).

Exemples d'utilisation des nuisances extérieures

– « Le papier froissé du matériel stérile devient alors la mélodie parfumée des mets à frire que cuisinait votre grand-mère dans la maison de vacances ».

– « Les pas dans le couloir du service évoquent cet ami ou cette personne proche qui s'approche et qui sera désormais pour vous comme une ressource pour avancer ».

– « Une sonnerie de téléphone est le symbole de celui ou de celle qui est en train de penser à vous ».

– « Les bruits de marteau ou de perceuse à l'étage du dessus témoignent de tous les changements que votre inconscient réalise pendant ce moment privilégié où tout peut être reconstruit ».

– « L'altercation dans le couloir raconte comment votre conscient et votre inconscient débattent vigoureusement, sans même que vous ne compreniez les mots, de ce qu'il y a de meilleur pour vous et dont vous prendrez conscience dans une inspiration nouvelle ».

– « Cette voix à vos côtés, qui n'est pas celle qui vous accompagne, mais que vos oreilles entendent est bien là, inutile... *Et plus vous l'entendez* râler, pester, *plus il devient confortable pour vous* de vous laisser aller de plus en plus profondément dans cette autre conscience de vous-même... Et à l'avenir, *plus* vos oreilles percevront de bruits inutiles, *plus* ce confort sera intense ».

Les suggestions indirectes apprises pendant les formations initiales et que Jean Becchio a colligées [12] sont les outils de base de l'utilisation des parasites. Le « si *truisme*... alors *suggestion* » que la conscience critique ne laisserait pas passer peut devenir une phrase comme : « *Si* vous pouvez laisser vos oreilles entendre l'anxiété de cet autre soignant, *alors* vous vous sentirez encore plus en sécurité avec ma voix qui vous accompagne ». Cette suggestion indirecte est une des plus utiles en intervention SMUR, lorsque d'autres secouristes sur les lieux se laissent aller à des commentaires inquiets ou décrivent des scènes traumatisantes pour le patient.

>> Suggestions indirectes basées sur un *yes-set* : Vos yeux perçoivent l'animation autour de vous, vos oreilles entendent les compresseurs, les bruits de tôles, de verre pilé, vous ressentez cette douleur dans votre jambe, vous percevez, à chaque inspiration, cette odeur d'essence qui est bien là, et plus vous vous sentez en sécurité, accompagné par ma voix, ma présence à vos côtés, et c'est ensemble que nous sortirons d'ici. Et vous allez d'ailleurs pouvoir m'aider à vous aider... >>

Une fois cette palette de ressources potentielles intégrée, vous commencerez à les utiliser inconsciemment au quotidien et serez libéré une fois pour toutes de toute réaction négative.

Entourage, témoins et équipes et secours

La famille, les amis du patient, les badauds mais aussi les collègues de travail, les membres des équipes de secours, tous sont les coacteurs du drame en temps réel que constituent les situations difficiles. Pour de multiples raisons, ils font partie intégrante du périmètre d'observation.

> *Sur la pelouse.* L'entourage peut se livrer à des marques d'encouragement spectaculaires, à l'image de ce joueur de foot, applaudi avec frénésie par le public, alors que nous l'avions évacué de la pelouse avec une fracture ouverte de jambe, déplacée et réduite sous hypnoanalgésie.

Équilibre

Dans ces situations où les témoins sont très nombreux, ces mêmes critères d'observation verbale, paraverbale et non verbale, précédemment décrits chez les patients, font l'objet de toute notre attention. Dans le meilleur des cas, ce public peut participer au retour à l'équilibre du système vital. Par leur présence même, ces témoins représentent un soutien psychologique important pour le patient ou la victime.

Ainsi, si par la communication thérapeutique, l'hypnose conversationnelle, voire la transe formelle, règne une ambiance paisible et sereine sur la scène du soin, si les soignants montrent un visage confiant et calme, alors le soigné en profitera pour puiser au sein de ces ressources externes les forces dont il a besoin pour reprendre le contrôle de sa vie.

Souffrance et débordement émotionnel

À l'opposé l'entourage va lui-même réagir à une situation difficile et pourra céder à une peur panique parfois associés à des comportements paradoxaux de fuite ou d'agitation, ou à un figement.

Combien de jeunes sapeurs-pompiers, adolescents en formation exposés à des scènes difficilement soutenables, même pour des professionnels aguerris, ont fui les lieux en courant au risque d'un suraccident ? Et combien ont par la suite abandonné la carrière de leur rêve ? Combien de malaises vagaux chez les stagiaires ou dans les familles à la vue du sang ? Combien de crises de larmes et d'effondrements à l'annonce d'une mauvaise nouvelle ? Nous sommes alors parfois amenés à instaurer des transes de groupe, pour aider chaque acteur de la scène à ne pas perdre pied. Il en va de la responsabilité du soignant formé aux techniques de communication et d'hypnose de veiller à cette approche.

Les mots adressés au patient ont alors tout leur sens pour ceux qui sont autour.

> Pendant que vous écoutez ma voix, que vous respirez profondément, vous en profitez pour laisser le calme revenir en vous, pour ne choisir de garder de ce moment que les choses utiles pour vous et d'oublier tout le reste, tout ce dont votre esprit n'aura ni envie, ni besoin de se souvenir…

La transe négative diagnostiquée chez le principal intéressé peut aussi être perçue chez chacun de ceux qui l'entourent. L'idée est alors, par notre présence verbale et non-verbale, de dessiner une sphère hypnotique englobant tous les impliqués à portée de voix.

« Alors, c'est donc vous le gars qui fait de l'hypnose ? **»**

Les explications, les réponses aux questions étonnées viendront ensuite auprès des pompiers, ambulanciers, gendarmes, médecins hospitaliers...

« C'était bizarre votre intervention, pas comme d'habitude... Je me suis laissé porter par ce que vous disiez mais j'ai pas tout compris... »
« Ça marche comment votre truc ? C'est cool ! Mais parfois on dirait que vous avez fumé la moquette... **»**

En situation d'urgence, l'hypnose conversationnelle ou formelle sont parfois utilisées sans avoir pu prévenir dès le départ les personnes présentes. Le respect qu'on leur doit voudra qu'après la « crise », les choses soient expliquées et justifiées.

Les regards figés, perdus, ailleurs, les sourcils froncés, les contractions labiales, etc., sont autant de signes de transes négatives de l'entourage à percevoir et utiliser.

MESSAGE
Essentiel

- Si l'induction hypnotique nous a appris à prendre des repères VAKOG* du plus loin au plus proche, nous restons aussi vigilant à observer, en VAKOG, du plus proche (en partant du patient) au plus loin (l'environnement) pour ne rien omettre de tout ce qui va pouvoir nous aider dans la transe et permettre de prévenir les effets collatéraux de l'événement.
- Au VAKOG classique, nous ajouterons l'observation et l'ouverture émotionnelle, notre sixième sens.

VAKOG : Visuel auditif kinesthésique olfactif gustatif

Nycthémère

Girophare. Les lumières jaunes et bleues clignotent dans la nuit sous la pâleur des réverbères. Sur les visages figés se reflètent les éclats de gyrophares éblouissants, alors que loin d'ici, dans les couloirs sombres d'un service hospitalier s'ouvre une porte sur le lourd silence d'un chambre endormie...

Tous ceux qui travaillent de nuit savent qu'à ce moment rien n'est pareil, tout prend des proportions différentes. L'angoisse monte chez les patients insomniaques, déprimés. Le temps ralenti avant l'aube libératrice d'un nouveau jour qui se lève sur d'autres souffrances. Alternance de somnolence, de rêves plus ou moins éveillés, de transes spontanées où les images vont défiler entre passé révolu, présent douloureux et futur incertain : paradoxalement, ce sombre tableau est, par expérience, un moment tout à fait propice à l'hypnose. Tout se passe comme si l'inconscient et l'imaginaire s'ouvraient plus intensément la nuit. Même cette souffrance plus dense, bien utilisée, canalisée, devient une puissante source d'énergie pour le travail intérieur.

Éléments extérieurs

Ils regroupent absolument tout ce qui peut entourer la relation avec le patient et interagir dans le contexte de la transe, depuis les événements liés à la météo, aux circonstances matérielles, aux interférences inattendues, surprenantes, jusqu'aux bruits, aux cris, à l'agitation.

Pour sa part, Milton Erickson, regardait assez peu son patient dans les yeux. Il dirigeait au contraire son regard vers le bas et la droite afin de privilégier son regard périphérique et rendre ses quatre autres sens encore plus réceptifs. Ainsi, rien ne lui échappait (*fig. 9*).

De la même façon qu'il peut se produire quantité de choses extérieures dans le contexte du SMUR, les parasites peuvent être multiples au sein-même d'un service hospitalier, liés essentiellement aux bruits, aux soignants qui peuvent faire irruption dans la chambre ou le bureau sans savoir qu'une transe est en cours.

Plus le thérapeute sera disponible, réceptif, engagé dans l'anticipation et dans l'observation et plus il pourra anticiper *ce qui va se produire* afin de l'insérer aussitôt dans la transe ou même parfois juste avant que cela ne se produise, créant ainsi l'occasion d'un *yes-set* et la possibilité pour le patient de se sentir entouré, pris en considération, protégé et donc autorisé à lâcher-prise.

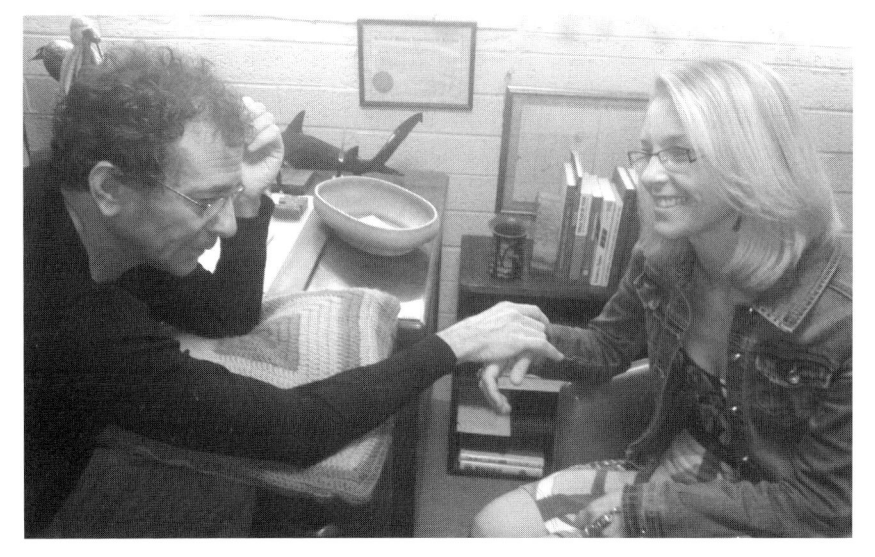

Figure 9. Jeffrey Zeig et Stéphanie. Induction d'une catalepsie et observation en regard périphérique, Maison du Dr Erickson, Phoenix, Arizona, janvier 2014.

Par ailleurs, l'observation permettra également de recueillir de nombreuses informations sur le patient qui pourront être intégrées dans le scénario de la transe. Une inspiration basée alors sur ce qu'amène son cadre de vie lorsque l'on a la chance d'intervenir à son domicile. La décoration, le contenu de sa bibliothèque, les photos, tableaux affichés aux murs, les bibelots, les DVD, les CD, l'ameublement, les vêtements seront une source quasi inépuisable d'idées et d'atouts pour créer l'alliance thérapeutique et parler le même langage.

C'est une véritable enquête « d'atmosphère » que l'on peut mener pour mieux connaître son interlocuteur. Ce principe reste tout aussi valable si la communication a lieu sur la voie publique, dans la chambre d'un service (souvent personnalisée par son occupant, s'il reste plusieurs jours), et même dans un cabinet de consultation privé en demandant au visiteur ce qu'il remarque le plus autour de lui. Dans cette prise de repères VAKOG, du plus lointain au plus proche, on découvre la vision du monde de notre sujet, tout comme ses cécités attentionnelles.

Les détails à utiliser pendant la transe sont infinis : la géométrie des formes, les couleurs des vêtements, des objets, les parfums, les odeurs ambiantes, les mouvements, la forme des nuages et les symboles que l'on peut y voir, le contact des différents tissus, le souffle de l'air, etc.

Plus la situation est difficile, compliquée, agitée, tendue et bruyante et plus il est facile de trouver des éléments de focalisation qui deviennent alors des ressources d'inductions et d'acceptation de messages thérapeutiques même paradoxaux, toujours en utilisant les suggestions indirectes *si... alors ; plus ceci... alors plus cela...* ; les séquences d'acceptation.

Exercice

Qu'observeriez-vous sur cette scène qui vous donnerait des pistes pour le rejoindre dans son monde (*fig. 10*) ?

Réponse
Harry Potter et son univers de magie, le lapin dans sa cage devant la fenêtre, l'ordinateur posé sur le sol, etc., sont quelques-uns des éléments qui peuvent devenir des débuts de métaphore.

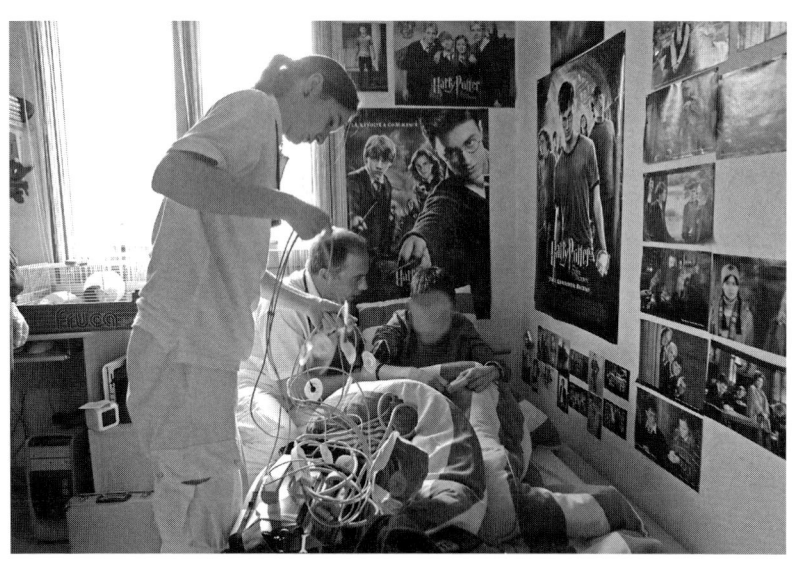

Figure 10. Intervention dans une chambre d'adolescent © Bruno Lamaison.

Toute cette observation fine du patient, du contexte et de l'environnement peut se réaliser en quelques secondes dès que le soignant s'autorise à lâcher prise, à faire confiance ses capacités de bon récepteur, à son intuition. L'expérience de la pratique fait le reste pour s'ouvrir pleinement à tout ce qui se présente.

> **MESSAGE Essentiel**
> - Rappelons que cette course à l'indice a trois objectifs :
>   – recueillir le plus possible d'informations sur le patient, la situation et l'environnement immédiat pour alimenter et enrichir le contenu de la transe ;
>   – prévenir, utiliser et transformer chaque parasite en un levier renforçant la dissociation, le voyage intérieur, les changements ;
>   – déterminer le processus de conscience en cours au moment de la relation thérapeutique pour s'adapter dans son mode de communication comme nous allons le détailler maintenant.

Identifier les processus de conscience

Transe ou conscience critique ?

Nous avons tous appris à « observer, observer, observer ».

Cependant, il reste à préciser deux choses : à qui nous adressons-nous ? Le patient est-il en conscience critique ou en transe (*fig. 11A*) ?

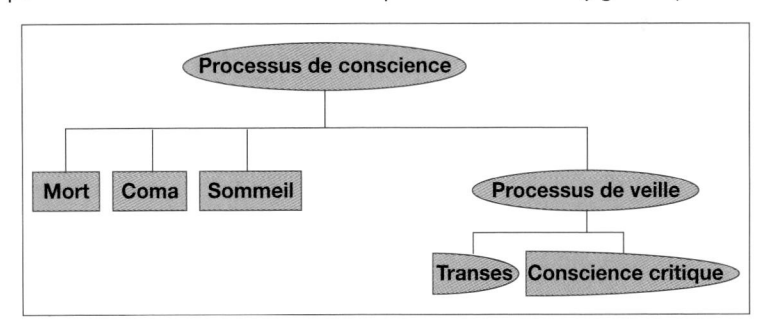

Figure 11A. Processus de conscience.

Si l'on considère tous les processus de conscience possibles, nous évoluons de la mort à la conscience critique en passant par le coma et le sommeil. Nous partons du postulat que la mort et le coma sont des formes de conscience inconsciente. Le sommeil serait, lui, une phase intermédiaire vers les *processus de veille que sont les transes et la conscience critique*. Elles peuvent être négatives ou positives, en fonction de facteurs déclenchants et de l'état psychique du patient au moment considéré (*fig. 11B*).

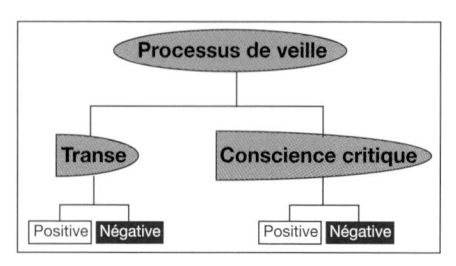

Figure 11B. Processus de veille.

Dans notre pratique en situations difficiles, la réponse est simple : dans l'extrême majorité des cas, *la victime est en transe négative induite par les circonstances*. L'annonce d'un diagnostic péjoratif, un événement traumatique, une intervention ou un geste douloureux vont déclencher la cascade d'adaptation au stress. Si la capacité d'adaptation est dépassée, on observe une fixité du regard, le ralentissement de la réponse verbale et des mimiques, aussi bien que leur tableau opposé : agitation diffuse, rigidité spastique, tension corporelle, et bien évidemment dissociation et distorsion temporelle (*fig. 8*).

Tous les signes sont réunis pour identifier la transe négative, ce processus de conscience modifiée qui fait alors du patient un interlocuteur hypersuggestible, hyperréceptif à tous les messages négatifs qu'il perçoit et hermétique à toutes les réassurances positives que l'on pourrait lui suggérer à cet instant. Nous préférons le terme de processus à celui d'état de conscience modifié car tout peut encore évoluer à cet instant, tout peut être remis en mouvement au prix de trois conditions : identifier la transe négative (1), ratifier la souffrance, l'utiliser comme carburant pour la transformer en transe positive par différentes techniques (2) avant de réassocier le patient en conscience critique positive (3) (*fig. 12*).

Nous devons alors passer en mode de communication thérapeutique hypnotique, et chercher à éviter d'enkyster cette force induite par la réaction d'adaptation qu'est le stress. Devant l'impossibilité de fuir ou de combattre l'événement, cela pourrait conduire au figement, source de douleur chronique, de psychotraumatismes liés au stress dépassé, de troubles psychosomatiques, de dépression.

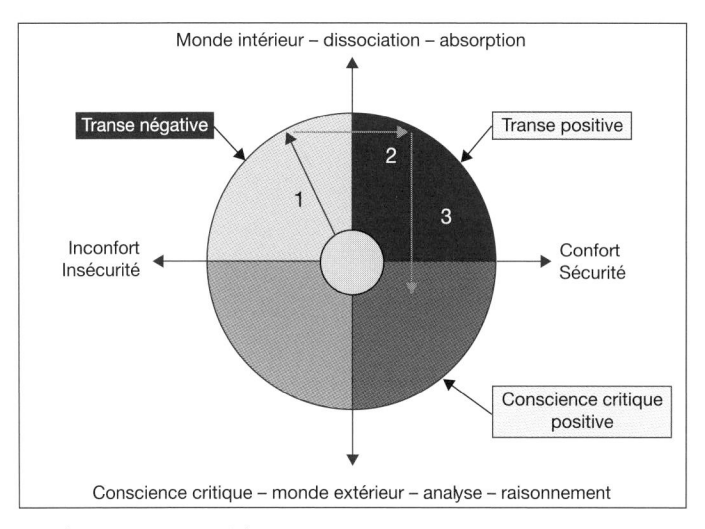

Figure 12. De la transe négative à la transe positive.

C'est donc sur les lieux mêmes du traumatisme au sens large, guidé et accompagné par notre intervention, que le patient va immédiatement redevenir coacteur de sa prise en charge avec l'équipe soignante, engager le combat dans l'instant, au cœur même de la souffrance, et consommer toute l'énergie à sa disposition, ici et maintenant, pour se préparer un avenir plus serein. Il pourra, tout simplement, faire de cette épreuve un apprentissage dont il gardera quelque chose de positif, voire, pour reprendre les propres termes de certains patients, une « chance » d'avoir été victime d'un accident ou d'une agression. L'intensité de tout ce qui se produit dans ces moments-là, bien utilisée et redirigée vers un objectif thérapeutique, s'avère infiniment puissante (*fig. 13*).

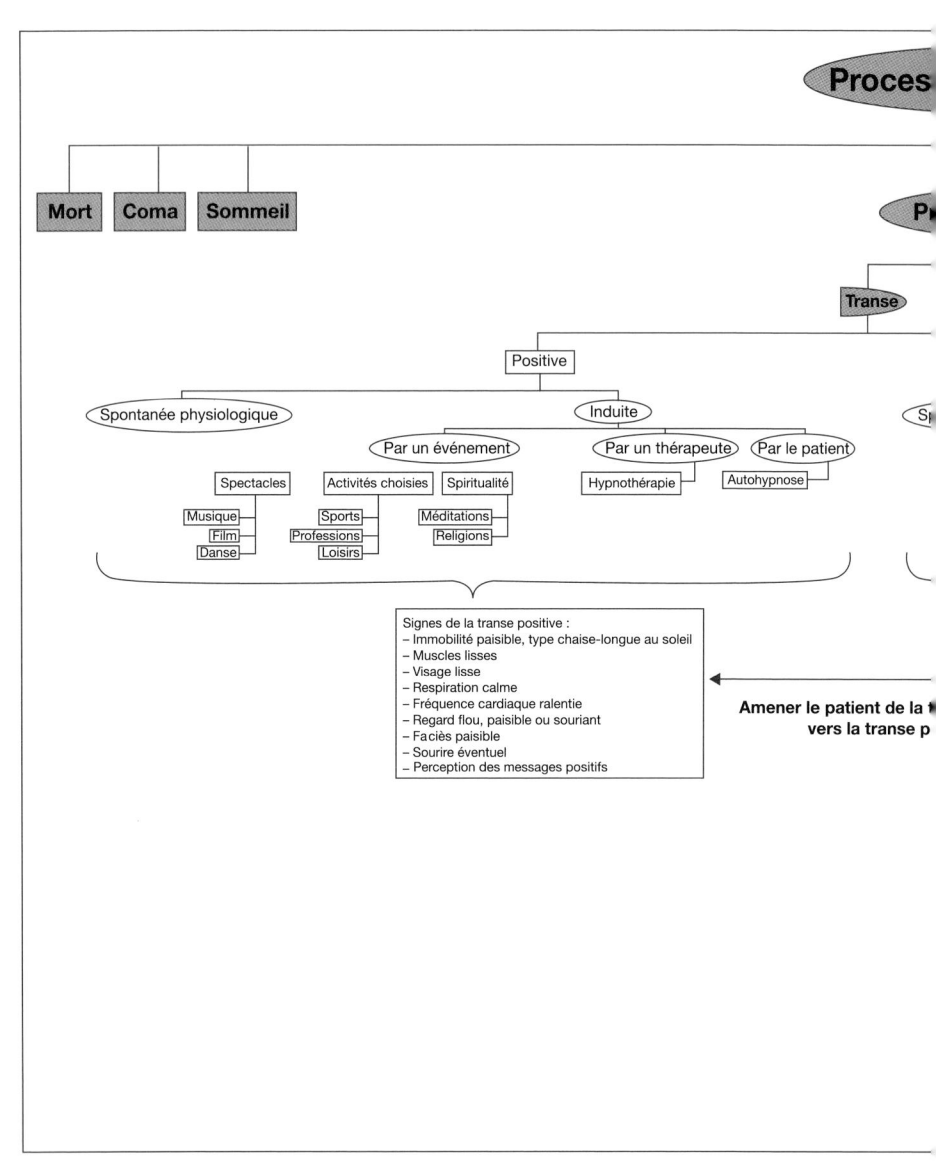

Figure 13. Processus de conscience complet.

Apprendre à observer autrement

conscience

s de veille

Conscience critique

Positive | Négative

Transe négative

Transe — Perte de self-control / Concentration
Confier le contrôle (décidé)
Absence de confort — Confort
Self-control / Observation
Conscience critique

Négative

- siologique
- Induite
  - Par un événement
  - Par un thérapeute
  - Par le patient

- Accidents
- Agressions
- Stress dépassé
- Maladie
- Harcèlement

Erreur de communication

Autohypnose

Signes de la transe négative :
- Immobilité rigide, type Parkinson ou rigidité épileptoïde
- Muscles tendus
- Visage ridé, contracté
- Respiration accélérée
- Fréquence cardiaque accélérée
- Regard tendu, anxieux ou apeuré
- Faciès crispé
- Absence de sourire
- Perception des messages négatifs

ative

De la transe négative vers la réassociation

Monde intérieur – dissociation – absorption

Transe spontanée négative | 2 | Transe spontanée positive
1
Inconfort / Insécurité ← → Confort / Sécurité
2 bis | 3
Réassociation

Conscience critique – monde extérieur – analyse – raisonnement

2 Transformer l'expérience en outils de guérison

Maladies, accidents, douleurs, phénomènes aigus ou chroniques, les faits sont là et ne peuvent être niés ou effacés. Ils sont intangibles. Source d'intenses émotions, l'interprétation qui en sera faite par le sujet conditionnera son avenir. Deviendra-t-il « victime professionnelle », « le malade de la famille », « l'invalide », ou choisira-t-il de transformer son expérience ?

Les expériences de vie, des plus douloureuses aux plus radieuses, des plus déstabilisantes aux plus routinières génèrent des sensations, des émotions, des pensées, et induisent des comportements en réaction. Cette source intarissable d'énergie peut être utilisée pour avancer, progresser et faire du pire le meilleur. Comme le disait Nietzsche : « Tout ce qui ne nous tue pas nous rend plus fort ». Certains y parviennent seuls pendant et après leur traumatisme, et d'autres auront besoin d'être accompagnés durant la phase aiguë et dans ses suites. Plus tôt l'aide leur sera offerte et plus grandes seront les chances de succès. De la rencontre soigné-soignant, du partage relationnel et des apprentissages possibles découle la guérison, la cicatrisation du corps et de l'esprit.

Pour transformer l'épreuve en ressources, nous avons choisi trois leviers que nous partageons avec nos patients dans nos champs de compétence.

Émotions

Le mot « émotion » vient du latin *motio* : mouvement, e : *qui vient de*, et indique un mouvement intérieur provoqué par une excitation extérieure.

Issues du cerveau limbique, les émotions se retrouvent aussi bien chez le professionnel de santé que chez son patient. Le partage qu'ils en font pendant le soin, pendant la communication, le moment d'hypnose conversationnelle ou formelle est la source du changement perçu, aussi bien dans le corps par tous les phénomènes idéomoteurs et idéosensoriels, que dans l'esprit. Ce mouvement ne peut s'initier qu'à la condition qu'on l'y autorise. Or notre éducation et notre culture nous apprennent à masquer et enfouir nos émotions, et ce depuis la plus petite enfance. Les émotions fixent la mémoire de l'être humain, et ne sont retenus que les événements qui en ont déclenché. Le reste s'enfouit dans la crypte mémorielle.

MESSAGE Essentiel

- Autoriser l'expression et le ressenti des émotions, laisser libre court dans les situations difficiles à cette déferlante intérieure, cathartique et libératrice : oser et accepter les émotions, du patient comme du thérapeute, les vivre et les partager.

Exercice

À laquelle de ces deux questions saurez-vous répondre ?
- Où étiez-vous et que faisiez-vous le mardi 27 novembre 2007 ?
- Où étiez-vous et que faisiez-vous le mardi 11 septembre 2001 ?

Les seules personnes rencontrées qui ne savent pas répondre à la seconde question sont celles qui ce jour-là n'ont pas eu accès à l'information car elles étaient loin de toute télévision, radio ou connexion internet. Les autres n'oublieront jamais ce qu'ils faisaient vers 15 h 10.

Les émotions sont l'essence même de nos techniques hypnotiques. Dès le premier entretien, lorsque celui-ci est possible, les patients sont prévenus que les séances pourront être « sportives », qu'ils vivront et ressentiront des choses intenses, en totale sécurité, mais qu'elles seront le point de passage obligé pour atteindre leur objectif. *« À l'image d'une randonnée en montagne, certaines parties peuvent ressembler à une grande prairie bucolique où coule une paisible rivière sous le soleil, et d'autres à un chemin étroit bordé de deux précipices vertigineux en plein blizzard. Leur guide sera toujours là mais il ne portera pas leur sac, et ne les mettra pas sur son dos pour atteindre le sommet. »*

Pendant les transes, les décharges émotionnelles sont fréquentes et, là encore, le thérapeute doit apprendre à les accepter, à les accompagner sans les interrompre au risque que rien n'avance.

En 2009, lors d'une Master-Class à Los Osos, Ernest Rossi a longuement évoqué ce sujet lors des supervisions. Selon ses propres mots : « *Vous savez très bien induire les transes, accompagner les patients dans le confort... MAIS dès que cela commence à chauffer un peu et que l'on va avancer, dès que la pression monte, vous stoppez tout, vous freinez des quatre fers et faites machine arrière ! À ce rythme, vous en avez pour des années de thérapie... Accepter qu'ils franchissent le mur des émotions, encouragez-les bon sang !* » (fig. 14).

Depuis, notre pratique a changé. Un contrat moral est passé d'emblée avec le patient dès la fin du premier entretien, en prenant bien soin de lui expliquer notre vision de la thérapie. « *Elle sera émotionnellement intense, voire éprouvante, le chemin sera parfois rude mais bien sécurisé, c'est le prix pour progresser vers le changement que vous êtes venu chercher. Les mouchoirs seront fournis gratuitement* (note d'humour). *Bien sûr, vous pouvez préférer ne pas tenter l'expérience* (utilisation paradoxale de la négation), *alors je vous donnerai les coordonnées d'autres thérapeutes. Mais sachez qu'ils vous diront probablement la même chose* (choix illusoire). *Prenez le temps de réfléchir d'ici à notre prochain rendez-vous pour décider de ce que vous préférez...* (patient-acteur). »

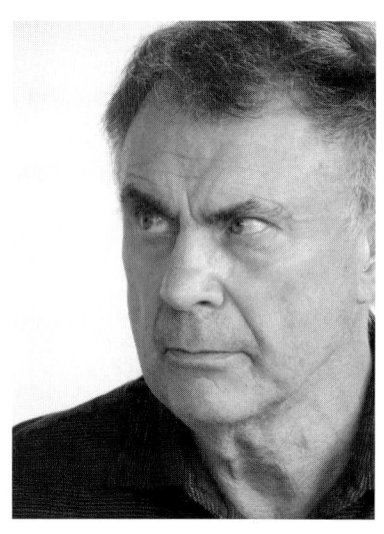

Figure 14. Ernest Rossi.
© Franck Garden-Brèche.

Intuition

Chacun a ressenti cette seconde libératrice où la solution à un problème émerge soudainement à notre conscience. Comment ? Pourquoi ? Par quel chemin ? Nous n'en avons pas la moindre idée, mais nous savons que nous savons.

Rappelons la définition du Larousse : « Intuition : connaissance directe, immédiate de la vérité, sans recours au raisonnement, à l'expérience. Sentiment irraisonné, non vérifiable, qu'un événement va se produire, que quelque chose existe : *avoir l'intuition d'un danger* ».

Cette intuition est souvent refoulée chez la plupart des professionnels de santé. Formés durant leurs études à privilégier tout ce qui est rationnel, ils auront tendance à repousser tout ce qui ne l'est pas.

Il ne faut certes pas oublier la science, les études, les soins basés sur les preuves. Mais on peut aussi laisser simplement son esprit s'ouvrir à ce que l'inconscient suggère. Adopter cette démarche devant chaque patient nous permettra de mieux les aider (cf. chap. 6).

MESSAGE Essentiel

- Acceptons de nous tenir à l'écoute de nos intuitions, de notre pensée heuristique, en particulier après plusieurs années d'expérience.
- Cette petite voix intérieure qui nous souffle une décision, un choix, un diagnostic nous indique souvent la bonne direction.

Créativité

« Elle rassemble chaque goutte d'émotions dans le flot tumultueux des intuitions, parfois rapide ou plus paisible, pour en faire des vagues de solutions où marées et tempêtes d'équinoxe alternent avec le calme de plages au sable fin. »

Issue de la rencontre entre le patient et son thérapeute, nourrie du vécu de l'expérience, de la communication de deux inconscients en phase, la créativité est source du changement.

Milton Erickson disait : « *l'on ne peut faire deux fois la même séance d'un patient à l'autre, ni deux fois la même séance avec un même patient, car la vie est un processus, la vie est une évolution perpétuelle* ».

Pour que chaque séance soit unique, autorisons-nous à laisser s'exprimer notre créativité. Devant « M. Quiberon » ou « Mme Fougères », laissons un peu de côté ce que nous avons appris pendant notre formation, laissons les notes ou les enregistrements des séances *des autres* pour ne retenir, ici et maintenant, que leur histoire, leurs forces et leurs faiblesses, leurs attentes et leurs craintes, quelles que soient les raisons et les circonstances.

C'est en partageant les émotions de nos patients, en les mettant en résonance avec les nôtres, que nous écouterons la voix de cette intuition qui nous guide. Mêlée au souvenir de nos lectures, de nos rencontres, de nos expériences, elle provient d'autant de zones de lumière dans la sphère de notre monde intérieur. Alors, nous serons disponibles pour cette aide, cet accompagnement créatif dans la transe, pour l'utilisation de tout ce que notre interlocuteur apporte et tout ce qu'il nous offre pour l'aider.

Vivre ou survivre ? De l'émotion à la créativité

Notre pratique comme notre existence personnelle sont faites de rencontres. Certaines, synchronistiques, [13] transformeront radicalement ce que nous sommes, au plus profond de notre conscience et de notre inconscient, si intenses qu'elles bouleverseront même le monde qui nous entoure. D'autres seront plus anonymes, pour ne pas dire transparentes, aussitôt oubliées.

Ce sont aux premières que nous allons nous intéresser car elles nous font grandir et progresser. Quel que soit le mode d'intervention, les émotions des patients ou les nôtres affluent quotidiennement. Nous pourrions choisir de les masquer, de les ignorer, de nous en protéger. Nous préférons que ces rencontres constituent la base de notre outil thérapeutique, à la fois initiatrices mais aussi le catalyseur et le combustible des changements recherchés. Nous allons chercher le patient « là où il se trouve », dans sa détresse physique ou psychique. Cet afflux intérieur, perçu et canalisé, est une incroyable source d'énergie.

Certains capitulent, d'autres « profitent » de leurs épreuves.

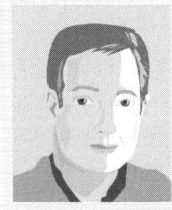

Profession : victime

Fabrice travaillait dans l'enseignement. Agressé, selon lui, par des élèves dans la cour du lycée, il s'est retrouvé seul lorsque d'autres collègues ont choisi de considérer l'événement comme un jeu. Lorsqu'il a voulu dénoncer cela auprès de son administration et de la justice, personne n'a voulu le croire et il est alors devenu le bouc émissaire de tensions intérieures, de conflits. Rejeté par les enseignants contre qui il s'était plaint, il a dû être placé en arrêt de travail pour syndrome dépressif. Il parlait de harcèlement. Cela remonte à plusieurs années.
Depuis, ont suivi la mise en invalidité, le divorce, les antidépresseurs au long cours, l'apparition de l'alcool... Il a choisi de continuer à faire « toujours un peu plus de la même chose ». Aujourd'hui, lorsqu'on lui demande sa profession, il répond « victime ». Victime de ses élèves, de l'administration, du système, de sa femme, de l'univers... Il tente toujours, sans succès, de faire reconnaître les faits : l'agression, le harcèlement, l'injustice. D'avocats en association de victimes, il poursuit en vain sa quête.
Nous l'avons croisé lors d'une intervention Smur après une tentative de suicide.
Fabrice survit... Seul avec son histoire, il se consume de l'intérieur.

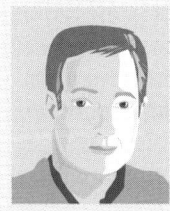

La maladie pour survivre

Monsieur Coliné a une quarantaine d'années, il est marié, père de deux enfants et est atteint d'un myélome. Cet homme utilise sa maladie et sa souffrance comme une force. Cette force, cette envie, ne le quittent pas et s'accompagnent de pensées et d'émotions positives pour lui-même et pour sa famille. Il sait intégrer son myélome dans son quotidien et ne s'épuise pas à lutter contre. Quand il vient en traitement dans le service, il nous fait part de ses week-ends avec ses deux garçons et sa femme. C'est souvent un programme chargé d'où ils ne reviennent que le dimanche soir. Dès qu'ils le peuvent, ils partent en vacances. De mémoire, il y a eu un séjour en Tunisie, juste après une consolidation osseuse avec une équipe médicale sur la réserve. Son discours, son attitude, détonnent avec ce que l'on observe le plus souvent, où les patients vivent comme entre parenthèses et pour qui les projets, même à court terme, sont difficiles.
Après un parcours thérapeutique long et difficile, le myélome de M. Coliné gagne du terrain. Il nous contacte pour que l'on organise une transfusion sanguine, quelques minutes seulement avant de partir pour ses dernières vacances, sur les pistes enneigées. Femme, enfants, bagages et skis l'attendent sur le parking de l'hôpital. Il décédera quelques semaines après son retour. M. Coliné avait fait le choix de vivre avec sa maladie et pas seulement de n'être qu'une personne malade.

Certains otages ont déclaré après deux ans de captivité enchaînés à un radiateur dans un sous-sol de Beyrouth, que si c'était à refaire, prenant en compte ce qu'ils sont devenus « grâce » à cela, ils choisiraient d'être à nouveau capturés. Philippe Croizon, nageur de l'extrême alors qu'il est amputé des quatre membres, l'explique magnifiquement dans ses témoignages que l'on peut retrouver sur Youtube. Il existe un point commun chez ceux qui tiennent ce discours surprenant : ils ont su utiliser leur épreuve, leurs émotions et leurs pensées pour transformer la perception du monde qu'ils avaient pour *ensuite, et seulement ensuite, changer dans une boucle rétroactive*. Un fonctionnement interne qui ouvre le chemin vers des perspectives thérapeutiques aux possibilités multiples.

Pour créer l'alliance thérapeutique et permettre au patient de se livrer, il faut être prêt à recevoir ces vagues d'émotions et aussi être prêt, en tant que thérapeute, à accepter d'en ressentir. Pour permettre au patient d'avancer, il est nécessaire d'être en harmonie avec lui. Si nous ne sommes pas sur la même longueur d'onde, il ne s'agit pas d'une alliance thérapeutique mais d'un mariage non consenti.

On nous répète souvent ce qu'on nous apprend dans nos formations de soignants : « *Attention, tu vas te brûler les ailes ! Et la distance thérapeutique dans tout ça ?* » À juste titre, il faut un certain recul professionnel pour trouver l'équilibre entre la distance utile pour se protéger et celle dont le patient a besoin. Cet équilibre, nous l'avons trouvé : il tient à l'autohypnose et au principe de ressentir les émotions du patient mais sans pour autant prendre sa place.

3 Suggérer le changement dès les premiers instants
Communication thérapeutique

Quoi que l'on fasse, où que l'on soit, on ne peut pas ne pas communiquer.
Paul Watzlawick

Nous connaissons maintenant les différents processus de conscience, allant du sommeil à la conscience critique en passant par tous les niveaux caractéristiques de la transe : physiologique spontanée (positive ou négative) ; induite par un traumatisme ; induite par un thérapeute dans un cadre de soins ou enfin par le patient lui-même en autohypnose.

Ont également été identifiés les items d'observation indispensables au diagnostic et au repérage du processus de conscience en cours à un instant-t :

– les *minimal cues* du langage non verbal ;

– le langage verbal et paraverbal ;

– les circonstances de l'expérience en cours, qu'elle soit ou non traumatique ;

– l'environnement du sujet au moment des événements.

La création d'une alliance forte avec l'équipe soignante par la communication thérapeutique, l'utilisation paradoxale du chaos, de la distorsion temporelle, de la douleur et du stress vont permettre de rétablir la cohérence. L'ensemble de ces éléments pourra être associé aux différentes techniques hypnotiques applicables en situations difficiles.

Il est temps à présent de découvrir les multiples stratégies à adopter dans ces différents contextes. Nous avons gardé en mémoire qu'il ne saurait être question d'entrer en communication avec un patient en transe (quelle qu'en soit l'origine) de la même façon que nous le ferions avec une personne en conscience critique. Nous devons nous souvenir en permanence que lors d'une consultation d'hypnothérapie, le patient est demandeur, informé, voire connaisseur de cette pratique. Le premier entretien permet d'expliquer les choses, de démystifier – ou démythifier – l'hypnose. Il vient pour cela et a eu le temps de s'y préparer consciemment et inconsciemment. Il arrive au rendez-vous le plus souvent en conscience critique (*fig. 15*).

Tout est différent en Smur ou en hôpital de jour. Dans un contexte d'urgence ou d'examen douloureux, le patient n'a en général jamais entendu parler d'hypnose appliquée au soin. Il ne s'y est pas préparé, et pourtant, les circonstances font que *nous n'avons ni le temps ni la possibilité de réaliser ce premier entretien préparatoire*. De plus, dans la plupart des cas, nous le savons maintenant, *ce patient se trouve en transe négative et n'est donc pas synchronisé avec un thérapeute qui, lui, est en conscience critique* (*fig. 16*).

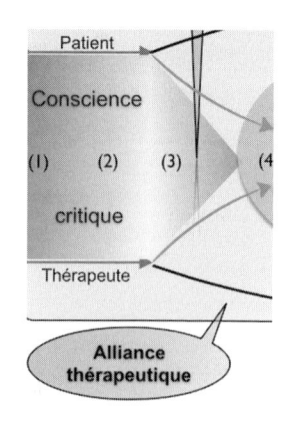

Figure 15. Début de transe.

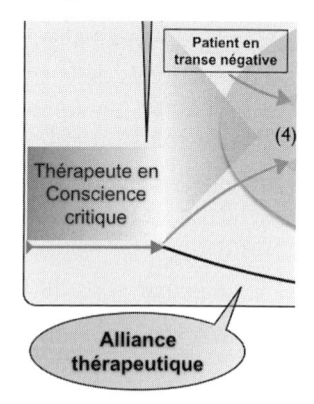

Figure 16. Début de transe négative.

Stratégies applicables en situation difficile

Si le choix est fait de recourir aux techniques hypnotiques dans les indications abordées plus haut, ce sera ici et maintenant, dans l'urgence et l'agitation ambiante qu'il faudra rejoindre le patient là où il est. L'urgentiste praticien en hypnose a des décisions à prendre mais dispose d'une latitude limitée pour donner des explications au patient. Il en est de même pour l'infirmière accompagnant le geste douloureux, prévenue souvent à la dernière minute. Le consentement explicite, indispensable déontologiquement, est réduit à sa plus simple expression. L'instant est à l'action car n'oublions pas que l'hypnose vient ici en complément des gestes et techniques de médecine d'urgence ou de soins, avec comme objectif l'analgésie, l'anxiolyse et la gestion du stress. Elle est un outil dans la prévention du syndrome de stress post-traumatique, tout cela dans un contexte où le temps joue en notre défaveur.

Plusieurs cas de figures se présentent selon les indications, les objectifs recherchés, les circonstances et le type d'intervention. L'hypnothérapeute dispose de trois niveaux opérationnels complémentaires, tous issus des principes de l'hypnose ericksonienne. Choisis en temps réel, il sera toujours possible de passer rapidement de l'un à l'autre si la situation l'exige, on pourra même les imbriquer.

Ils constituent la stratégie thérapeutique adaptée aux situations urgentes et difficiles.

Il s'agit de :
- la communication thérapeutique ;
- l'hypnose conversationnelle ;
- l'hypnose formelle.

Nous reviendrons pour chacune d'entre elles sur la façon que nous avons choisi de la présenter ou pas au patient, à priori ou parfois à posteriori, sachant que l'éthique est toujours une priorité. Le contexte de l'urgence vitale, que ce soit dans le cadre de l'hypnose ou des protocoles thérapeutiques techniques et médicamenteux, donne heureusement une plus grande latitude au praticien et le libère de certaines contraintes explicatives de la médecine réglée non urgente. Dans les services, pour les examens algiques ou devant une angoisse palpable, l'intérêt du patient prime, et l'organisation interne ne permet pas non plus de toujours d'anticiper le recours à l'hypnose.

Ressources de la communication thérapeutique

Lorsque deux êtres sont ensemble, ils échangent et partagent une expérience de vie.

Et si, seuls dans une pièce, l'un d'entre eux choisit de s'assoir, le visage tourné face au mur, et de garder le silence, il communique malgré lui son refus de l'autre. Rien ni personne ne pourront changer cela, pas même une situation d'urgence, pas même l'état psychologique de chaque participant de ce drame en temps réel.

Qui sont ces acteurs en présence ?

Imaginons un huis clos rassemblant dans une chambre, un patient, un médecin et une infirmière. Nous pourrions multiplier le nombre de personnes en présence, les principes suivants resteraient tout aussi valables.

Chacun possède sa propre histoire, ses valeurs, ses croyances, ses espoirs et ce qu'il attend de l'autre. Chacun partage aussi son humeur du jour, fonction des événements des dernières heures et de ses expériences de vie.

Ils diffèrent en certains points.

Le patient souffre, vit un traumatisme physique et psychique quel que soit le motif qui porte atteinte à son intégrité. Il perd une croyance que nous avons tous plus ou moins depuis toujours, celle de notre immortalité, de notre invincibilité. *« La maladie et les accidents n'arrivent qu'aux autres, c'est bien connu »*. Plus l'urgence ou le diagnostic seront sévères, intenses en émotions, venant surprendre le sujet dans son quotidien, plus cette perte sera violente, altérant sa conscience critique pour le conduire vers ce processus de conscience modifiée que l'on a défini plus haut comme une *transe négative* (*cf. chapitre 2*).

Dans cette transe, *le patient est hypersuggestible et hyper réceptif*. Il prend tout ce qu'il voit, entend, ressent et perçoit de façon littérale, au pied de la lettre. Tout ce qui lui est directement adressé, mais aussi ce que l'entourage échange et qui ne le concerne pas forcément. Il est aussi dans l'attente de ce que va pouvoir lui apporter l'équipe, de ce qu'elle va lui expliquer, lui demander.

Il est à la fois dans l'expectative et dépossédé de toutes ses libertés essentielles et niveaux de confort décrits par Maslow [14]. Dans ces situations, on ne le laisse bien souvent plus bouger comme il veut, ni boire, ni manger. Il doit répondre aux questions qu'on lui pose sans toujours les comprendre, tout au moins sans en comprendre l'objectif. Il devient un objet qui doit se laisser manipuler et tout accepter de ces étrangers. Il doit se remettre complètement entre leurs mains, car ils sont son ultime recours pour survivre.

Lors de précédents travaux [15] fondés sur les retours d'expériences d'une trentaine de sujets, victimes de prises d'otages, il avait été indispensable de se documenter sur les méthodes employées par les terroristes pour s'assurer de disposer de *« bons otages »*, faciles à contrôler.

La technique se fonde sur trois aspects complémentaires :

– la *dépersonnalisation* : le sujet se voit rapidement privé de son identité, il n'est plus appelé par son nom, se retrouve dépouillé de ses vêtements et de tous les objets qui le relient à son univers personnel (bijoux, papiers, téléphone portable, ordinateur, etc.) ;

– la *déréalisation* : tout est fait pour altérer sa perception de la réalité et ses repères extérieurs : déplacements fréquents, liens de contention,

demandes d'autorisation indispensable pour manger, dormir, se laver, accéder aux toilettes, souffrances physiques et psychiques, etc. ;
— la *distorsion temporelle* : privation des notions de temps, d'horaires, de l'alternance régulière jour-nuit, en changeant l'heure des repas, du coucher, etc.

Le ravisseur devient alors le garant de la vie de sa victime, entraînant celle-ci dans un processus de transe négative pouvant, dans des circonstances qui dépassent le cadre de cet ouvrage, aboutir au syndrome de Stockholm.

Le milieu hospitalier n'est pas loin d'évoquer une telle situation : les patients sont déshabillés, dotés d'un uniforme, d'un bracelet à code barre, reliés à un pied de perfusion, nourris à heures fixes ; leur nom souvent oublié pour n'être plus que « le pneumothorax de la 12 ». Dans ces moments où la souffrance et la mort rôdent, tout ce qu'ils pourront entendre ou ressentir restera gravé dans le marbre de leur inconscient hypersuggestible.

Ainsi, dès les premières secondes d'une intervention, le patient doit signer un chèque en blanc vis-à-vis de l'équipe soignante, tout comme, lors de la prise d'otages, les victimes sont obligés de le faire envers leurs ravisseurs. Voici quelques phrases entendues lors d'intervention en SMUR, de simples mots échangés de soignant à soignant mais si mal perçus par le patient :

— « Tu as vu ça, il a la jambe complètement broyée, y'a du sang partout. »

— « On va jamais réussir à le sortir de là. »

— « Le dernier que j'ai vu comme ça y est resté. »

— « Y'en a marre de ce matériel, ça ne fonctionne toujours pas, qu'est-ce que tu veux qu'on fasse avec ça ? »

— « Tu sais quoi ? J'ai fait la fête toute la nuit, suis pas dans mon assiette ce matin... »

Ce que l'on peut entendre dans les services hospitaliers est similaire :

— « Vous avez préparé le matériel de la ponction du 15 fenêtre ? »

— « Tu sais qu'à chaque fois que j'ai essayé cette technique, ça a foiré... »

— « C'est fini pour Mme Martin, faites entrer la suivante... »

Cette dernière phrase comporte deux niveaux de signification. Au cours d'une transe négative ce sera le sens le plus commun, celui du langage de tous les jours, qui sera retenu. Car lorsque l'on dit que « *c'est fini* » pour quelqu'un, on parle en général de sa vie...

Ces mots, perçus au travers du filtre de la transe négative, intégrés inconsciemment dans leur sens le plus péjoratif, sans aucun recul critique, vont déclencher des émotions. Celles-ci seront la source de sensations, de perceptions, réactions physiques et de comportements bouclant la boucle dans un phénomène d'aggravation autoentretenu. Souvenirs puissants de l'expérience, si rien n'est fait pour les transformer, tous ces processus négatifs peuvent constituer la base d'un futur psychotraumatisme lié au stress dépassé.

De leur côté, le médecin et l'infirmier ont une mission : prendre en charge le patient sur un plan somatique, en appliquant les protocoles et les règles de bonnes pratiques qu'ils ont apprises et pour lesquelles ils sont entraînés. Ils doivent aussi veiller (mais ce n'est pas toujours une priorité du même ordre) à ne pas faire le lit d'un psychotraumatisme secondaire à l'intervention. Ils forment un système qui a ses forces et ses faiblesses. Ils échangent, communiquent entre eux et avec le patient dans une relation triangulaire, loin d'être isocèle. Ils utilisent des mots sur un ton particulier, bougent, se déplacent, choisissent d'établir une distance avec le patient, variable selon les instants (la proxémie), le touchent pour les besoins des gestes techniques, le déshabillent en découpant parfois ses vêtements sans précaution oratoire. Ils sont une intrusion dans la sphère du patient mais ne doivent pas devenir un nouvel agresseur. Tel un orchestre bien accordé, ils doivent se tenir sur la même longueur d'onde pour rester dans le ton. Ne pas se contredire, ne pas laisser transparaître le doute ou les désaccords, ne pas sortir du cadre professionnel tout en gardant la part de liberté qui, dans ce cadre, fait des interventions SMUR, comme du soin en service, une pratique créative parfois innovante.

Pour que cette partition sonne juste, la communication thérapeutique nous offre plusieurs instruments.

Proxémie et toucher

Considérons la proxémie comme la sphère dont les limites sont l'espace aérien infranchissable, celles de l'intimité dans laquelle nous ne voulons voir personne. Si quelqu'un franchit cette frontière, nous nous sentons agressés. Alors nous réagissons intérieurement et extérieurement, consciemment et inconsciemment (*fig. 17*) [16].

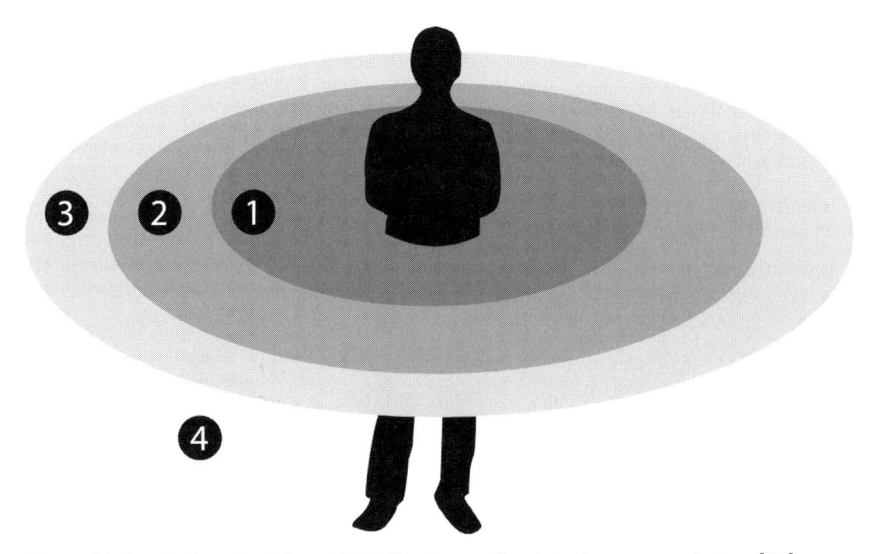

Figure 17. Proxémie, selon Edward T. Hall, créateur du néologisme « proxémie » [17]. 1. Distance intime (50 cm) ; 2. distance personnelle (175 cm) ; 3. distance sociale (300 cm) ; 4. distance publique.

Le diamètre de cette sphère varie selon :
– la personnalité ;
– les expériences de vie, bonnes ou mauvaises ;
– la culture et les coutumes : au nord, la sphère est grande ; au sud, la sphère diminue à relation sociale équivalente ;
– l'éducation ;
– le milieu social ;
– la personne qui est en interaction avec le sujet : avec son conjoint, le diamètre de la sphère est quasi nul ; avec un étranger il sera de plus de quatre mètres ;
– les circonstances sociales : on accepte d'être « collé » à un étranger dans le métro aux heures de pointes si le contact est involontaire et non dirigé. Dès la sortie hors de la station, la distance sociale reprend ses droits. Si l'étranger vient au contact sur le trottoir désert, le sujet se recule immédiatement et réagit verbalement et non verbalement ;
– la relation avec l'autre à un instant donné : même avec un conjoint, si la relation est temporairement conflictuelle, la sphère va grandir un

certain temps avant, peut-être, de diminuer par la suite au moment de la réconciliation ;
- le degré et la nécessité de soins, en particulier en urgence : dans ce contexte la sphère de proxémie se modifie aussitôt puisque le patient se livre aux soignants dont il attend traitement et respect. Cela va même plus loin, car le praticien est tacitement autorisé, non seulement à toucher, mais aussi parfois *à pénétrer* à l'intérieur du corps lors de certains gestes techniques :
  - pose de voies veineuses périphériques ou centrales,
  - biopsies, ponctions,
  - pose de drains,
  - toucher vaginal lors des accouchements,
  - toucher rectal lors de traumatisme abdominal ou médullaire.

Souvenons-nous que, lors de ces situations, au moins deux personnes sont en communication. Et s'il est important de prendre en considération la sphère de proxémie du patient, il est également indispensable de se souvenir que les soignants ont aussi leur propre sphère.

L'expérience montre que si la plupart des soignants sont des kinesthésiques, ils peuvent parfois préférer garder leurs distances. La prise en charge impose au soignant de dépasser ses limites et de franchir la frontière de sa propre sphère, si le patient doit en bénéficier. Cela est vrai, quel que soit ce patient et son état physique ou psychique.

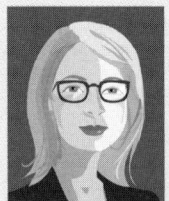

La main

Au bloc opératoire, une élève infirmière-anesthésiste dont c'est le premier jour de stage est interpellée par une patiente qui lui demande de lui tenir la main durant toute l'intervention sous anesthésie locorégionale. Mission ardue pour la jeune fille qui « a beaucoup de mal à toucher les autres ». Prenant sur elle, l'élève s'investit pleinement dans son rôle. À la fin de l'acte chirurgical, la patiente souhaite la remercier doublement. D'abord pour avoir accédé à sa requête et ensuite pour l'avoir fait « malgré » les réticences exprimées par sa première réaction.
Bien que l'élève n'ait rien dit à ce sujet, la patiente a senti son inconfort initial. Ses mots ont été : « Merci mademoiselle, merci, d'autant plus que j'ai vu comme c'était difficile pour vous de venir près de moi et de me tenir la main... C'est tout à votre honneur et cela en a d'autant plus de valeur... »
Un exemple-type d'une alliance thérapeutique réussie grâce à l'effort fourni par la soignante qui a été capable de dépasser sa propre limite. Un

> bénéfice partagé dont elle fera le commentaire suivant : « Cette expérience m'a permis de progresser dans ma carrière future en transformant mon ressenti du contact physique. Sans cet événement, je ne serais sûrement pas devenue l'IADE qui aime son travail que je suis aujourd'hui ».

Soignants et soignés profitent ensemble des apports de la communication thérapeutique, de ce moment d'échanges et de partage au sein d'émotions intenses, pour peu que chacun accepte de s'y ouvrir.

Tout va se jouer dès les premières secondes de la rencontre. Nous avons vu que la violation de la proxémie pouvait porter atteinte au devenir de la relation, aussi le soignant doit rester attentif et observer. Quel que soit le contexte, en s'approchant pas à pas du patient, il veillera à déceler le plus petit geste, l'ébauche d'un mouvement de recul, si le sujet est debout, ou tout simplement du haut du corps, de la tête ou des épaules s'il est allongé sur un lit. Ce recul inconscient, réflexe et non-verbal, est le signe que la limite est franchie. Le soignant s'arrête alors, recule d'un pas et commence à tisser un lien verbal pour se présenter, créer une accroche, avant de demander l'autorisation de s'approcher, voire de venir au contact du patient. Avec l'habitude et la pratique, cela se fait tout seul, inconsciemment, et le professionnel de santé identifie alors facilement les contours de la sphère du patient. L'objectif étant que les deux bulles s'effleurent le plus possible, ne se chevauchent que lorsque le patient est demandeur ou que la situation thérapeutique l'exige, après accord de ce dernier. C'est grâce à cette simple précaution, qu'il se sentira en confiance et en sécurité. N'oublions pas que la plupart sont à cet instant en transe négative, incapables de rationaliser la présence du soignant.

Corollaire de la proxémie et du toucher, se pose la question de la poignée de main. L'expérience montre que celle-ci disparaît de plus en plus des conventions sociales et des usages. Les médecins serrent encore parfois la main de leurs patients pour les saluer lorsqu'ils viennent les chercher en salle d'attente, mais cela ne se fait quasiment jamais lors d'une intervention préhospitalière, pas plus de la part d'une infirmière. Pourtant, cette poignée de main en dit long sur l'engagement de chacun dans la relation, sur son état psychique et sa perception inconsciente de l'autre. De la poignée de main ferme, équilibrée, à celle fuyante et moite, « évitante », les interprétations sont nombreuses. Attentif à ce contact que nous ne pouvons que conseiller pour tisser des liens avec un patient et en apprendre rapidement sur lui, le soignant pourra aussi l'utiliser pour faire passer un message non-verbal empreint d'émotions, d'empathie, pouvant apporter en quelques secondes confiance, sécurité, réconfort et poser les bases d'une solide relation. Un pari sur l'avenir de la prise en charge, sur un pacte inconscient d'une équipe qui se forme pour atteindre un objectif commun.

Position

Entre soignant et patient, différentes positions relationnelles sont possibles. Elles vont de la position haute du soignant, debout, dominant, expert dans son domaine, en bonne santé, sûr de lui, à la position basse du patient, allongé, déshabillé, souffrant. Nous ne saurions qu'insister sur l'importance pour le soignant d'inverser les choses et d'opter pour une position équilibrée, voire parfois basse, tout en transmettant juste ce qu'il faut d'assurance et de confiance pour rassurer son patient.

Concrètement, le soignant doit s'installer à la hauteur de son patient, sur un tabouret, sur le rebord du lit, le regarder en face et non dans la position fréquente des anesthésistes et urgentistes qui se placent à l'envers et à la tête. Une habitude liée aux gestes techniques de ventilation, d'intubation mais qui rend la relation très désagréable pour le sujet allongé qui voit alors, penché sur lui, un visage à l'envers.

Dans la position intermédiaire, les regards de chacun se retrouvent ainsi au même niveau, porte d'entrée pour un échange et une complicité naissante. Dans toutes ces situations difficiles, patient, médecins et infirmiers doivent rapidement constituer une équipe gagnante qui sortira ensemble de ce moment délicat.

Pour certains gestes, comme la pose d'une voie veineuse, une gazométrie, une prise de tension, le soignant peut même opter pour une position basse, proche de celle du chevalier offrant son allégeance (*fig. 18*).

Elle offre un double avantage :

– technique, puisque le bras en déclive facilitera le geste de ponction ;

– relationnel, puisque le patient se retrouve alors en position physique de dominance ce qui lui rend un peu de son humanité, de personnalisation.

Du point de vue du patient, tout ceci relève d'une perception implicite, inconsciente car il n'analyse pas les choses de façon rationnelle et cartésienne. Il les ressent tout simplement, à un niveau émotionnel pur. Associé à cette position intermédiaire, moyenne ou basse, le soignant doit par ailleurs, grâce à son regard, son langage non verbal, paraverbal et verbal, transmettre une confiance et une sérénité absolues. Il est le chef d'une équipe gagnante qui maîtrise la situation tout en restant à la portée de ses partenaires.

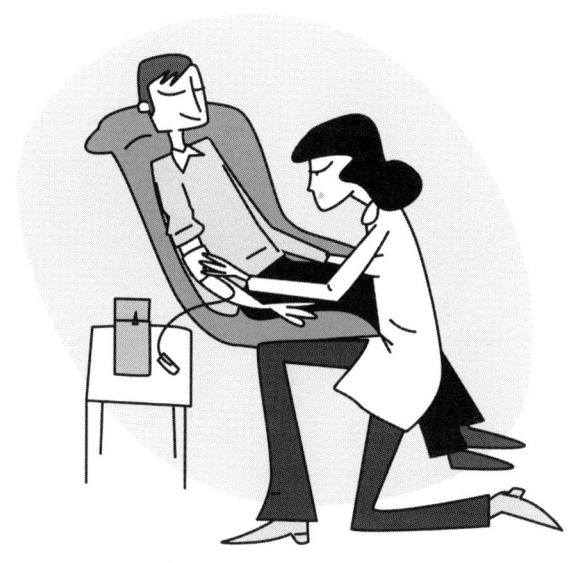

Figure 18. Position basse du médecin.

Cela transparaît régulièrement lors des retours d'expériences SMUR où les paramédicaux comme les patients rapportent combien il est important pour eux de se sentir en confiance et en sécurité avec le médecin dans ce moment difficile pour tout le monde. Rien de pire qu'un praticien qui s'affole, donne ordres et contre-ordres, brasse de l'air, part dans tous les sens, hausse le ton, met en avant son statut pour se faire entendre.

Une bonne intervention s'effectue dans le calme, presque le silence. Chacun connaît son rôle et agit avec ses collègues dans une parfaite synchronisation. Quelle que soit la composition de l'équipe, les regards se poseront toujours sur le plus « gradé » : le chef d'orchestre. À lui, par son expérience de diriger sans contraindre, d'expliquer sans donner de leçon, de partager l'instant en s'ouvrant aux émotions qui l'entourent, de respecter les niveaux de chacun. Une bonne équipe soignants-patient, comme toutes équipes sportives ou militaires, a besoin d'un vrai leader, pas d'un dictateur, ni d'un agité.

Mirroring

Pour entrer en relation avec l'autre, l'une des pièces maîtresses de l'approche ericksonienne est le *mirroring* (fig. 19). Dès les premières secondes, il s'agit d'être en phase avec son partenaire de communication en adoptant le plus possible sa position, ses gestes, ses attitudes, comme

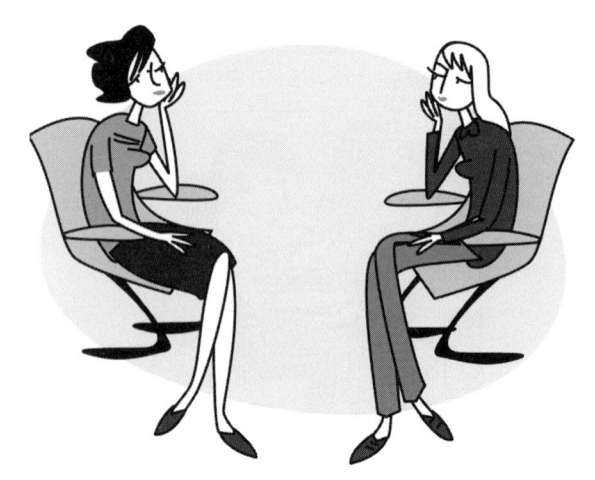

Figure 19. *Mirroring.*

dans un miroir, lui renvoyant son propre reflet. Si au départ cette technique simple peut paraître déconcertante, laissant craindre que le patient ne se rende compte de ce qui se passe, comme lorsqu'un enfant vous « singe » par jeu, il n'en est rien en réalité car tout se passe, là aussi, à un niveau inconscient de confort et de complicité. Et même quand le *mirroring* est utilisé au cours d'exercices ou de formations, les partenaires l'oublient rapidement au niveau conscient.

Peu importe la manière dont peut se faire la synchronisation des gestes : homo- ou controlatérale, elle fonctionne aussi bien de chaque côté. Le soignant saura que l'objectif est atteint lorsque, en inversant les choses et en initiant le mouvement suivant, il constatera que le patient le suit en miroir à son tour.

Au-delà de la position du corps, des gestes et des mimiques, le *mirroring* s'applique aussi sur la respiration avec le *pacing*. Lorsque les inspirations et expirations sont en phase, la ventilation du soignant se calant sur celle du soigné, alors les phrases prononcées par le soignant, lors de son expiration, le seront aussi pendant l'expiration du patient.

Langages non verbal, paraverbal et verbal

La bibliographie est suffisamment abondante aujourd'hui sur ces trois niveaux de langage pour que nous ne reprenions ici que les éléments qui intéressent le plus notre propos. Le lecteur novice ou le passionné trouveront dans de nombreux articles et ouvrages toutes les données complémentaires.

En 1967, Albert Merhabian, chercheur à l'Université de Californie, a montré à travers deux études [17,18] le pourcentage d'influence de ces trois modes de communication sur le message transmis (*Tableau II*).

Tableau II. Roue de la communication

Jugements	Type de langage	%
Visuel	Langage du corps	55
Vocal	Ton de la voix	38
Verbal	Mots prononcés	7

Le langage non verbal et le langage paraverbal constituent à eux seuls 93 % du message reçu, et les mots seulement 7 %. Il s'agit un processus de défense naturel car s'il est facile de mentir avec les mots, cela devient très difficile avec l'intonation de la voix, et impossible avec les gestes et les attitudes, du moins sur un temps prolongé. Que nous soyons ou non formés aux techniques de communication, l'inconscient s'attachera davantage à décoder le non-verbal d'un l'interlocuteur, pour le juger et se faire une idée de la véracité de ses propos.

Ce principe sera encore plus vrai entre un soignant et un patient en transe négative, dont le mode de fonctionnement à cet instant est fondé sur les perceptions de l'inconscient et du non-verbal. Tout se passe comme si, dès les premières secondes de la rencontre, les capteurs du patient nous soumettaient à un examen de passage pour accorder ou non sa confiance. L'alliance thérapeutique se joue à cet instant, en une fraction de seconde.

Les attentes d'un patient en transe négative seront d'être :

– perçu comme le centre d'intérêt exclusif du soignant ;

– entendu et compris dans l'expression de sa détresse ;

– entouré et accompagné dans l'épreuve en cours ;

– considéré comme un membre à part entière d'une équipe confrontée à une mission qu'il faut réussir ensemble, chacun ayant son propre rôle. Cette étape sera capitale dans la prévention du syndrome de stress post-traumatique et permettra d'éviter le figement ;

– capable de percevoir facilement la cohérence entre ce que disent les mots du soignant et ce que disent son corps et sa voix. Il n'y a rien de pire que des mots rassurants prononcés sur un ton inquiet avec un visage fermé. Nous avons vu l'importance de la décohérence dans la genèse de la transe négative, lors du chaos traumatique. Le retour progressif à une nouvelle cohérence, enrichie de l'expérience, passe par le *mirroring* du patient avec la cohérence du soignant. Cela constitue un nouvel apprentissage, une ressource constructive pour le futur, Ainsi, ils pourront utiliser ensemble l'ascenseur émotionnel pour migrer de la transe négative vers la conscience critique positive.

Pour atteindre ces objectifs, le soignant dispose d'un certain nombre d'outils efficaces :

– se présenter, et rendre son identité au patient : pris dans un tourbillon d'agitation, d'incompréhension de ce qui se passe, dans un moment où tout bascule, le sujet perd rapidement son libre-arbitre, son indépendance de mouvements, jusqu'à son identité. Il rentre dans une phase de dépersonnalisation-déréalisation décrite plus haut. Gardons-nous d'aggraver les choses et prenons quelques instants pour nous présenter par notre prénom et/ou notre nom, notre fonction, et pour lui demander les siens. C'est une façon d'atteindre la position intermédiaire, d'égalité, où chacun à une vraie identité. Quelques secondes de partage humain pour créer le lien n'ont jamais porté préjudice à la prise en charge technique. Bien au contraire, car l'alliance induite à cet instant pourra faire gagner du temps par la suite. D'expérience, les soignants le savent bien ;

– l'utilisation de la proxémie, du *mirroring*, du toucher ;

– le *pacing* ;

– le regard, empathique, confiant, apportant une présence et une sécurité ;

– les mimiques, le sourire, les gestes posés ;

– le ton de la voix, calme, amical, respectueux, bien articulé, respectant des moments de pause et de silence, afin de laisser au patient le temps (plus long qu'en conscience critique) d'intégrer le message ;

– l'utilisation des mots du patient, de son cadre de référence, de ses propres métaphores, de ses valeurs et de ses croyances ;

– l'orientation vers le futur, la résolution de la crise ensemble, l'apprentissage en cours qui sera une force pour l'avenir ;

– la préférence pour les phrases affirmatives, au contenu positif, plutôt que l'emploi de la négation. En mode de transe (négative comme positive) ce type de sémantique n'est pas perçu par l'inconscient. Il ne conçoit et ne retient que le contenu de la phrase, débarrassé du concept grammatical et rationnel de la négation ;

– l'utilisation du temps et de sa distorsion pendant la transe, comme une ressource thérapeutique ;

> **Exercice**
> Pendant les trois prochaines secondes, ne pensez absolument pas... à une fleur rouge.

– tout ce qui permettra de transformer le moment douloureux en ce qui peut devenir, selon les propres termes de patients à distance « *une chance que j'ai eu dans ma vie... Si c'était à refaire, je voudrais que cela se reproduise, cela m'a permis de progresser...* » ;

– pour les 7 % restants du message, le choix des mots les plus adaptés au patient et à la situation : après la phase d'observation, de ratification qui peuvent nécessiter des mots plus durs, privilégier les mots de confort, de sécurité, de réassurance et de cohérence [8] tout en respectant, bien sûr, le niveau socioculturel et le cadre de référence du patient.

Rappelons-nous que certains mots comme *chêne, bouleau, mer, sapin* peuvent avoir un double sens dont l'un, dans une expression courante, peut être péjoratif et renvoyer à des expériences inconfortables pour le patient. D'autres termes, parce que trop techniques ou agressifs (*pénétrer, arracher, piquer, mal, douleur, peur*) sont des facteurs aggravants de la transe négative.

Rôle d'acteur

Désinvestis de leur condition humaine, le patient ou la victime ont besoin de retrouver un rôle actif le plus rapidement possible pour ne pas entrer dans un processus de figement. Ce serait alors la source d'un possible syndrome de stress post-traumatique ou d'une anxiété résiduelle. C'est aux soignants de les accompagner dans cette tâche en leur confiant des missions accessibles qui pourront les aider... à les aider.

En SMUR, par exemple, on peut demander à la victime incarcérée et qui saigne, de tenir entre ses mains la poche de perfusion et de presser sur celle-ci en surveillant la chambre transparente pour que le flot soit continu et non en goutte à goutte. Par cette technique très simple, nous obtenons plusieurs effets positifs :

– sur le plan somatique, le patient se remplit lui-même améliorant sa volémie et libérant ainsi un secouriste qui aurait dû accomplir cette tâche ;

– ses mains sont occupées et cela lui évite de nous gêner dans les manœuvres, courant un risque pour lui-même et les équipes ;

– la focalisation sur la chambre de perfusion approfondit l'induction hypnotique et facilite un accompagnement par la voix pendant la désincarcération ;

– il se retrouve investi d'un acte à accomplir pour lui-même et pour sa survie, utilisant alors l'énergie apportée par les phénomènes physiologiques d'adaptation au stress (décharge de catécholamines, de cortisol, de dopamine). La non-utilisation de cette énergie de combat ou de fuite prédispose au figement et aux séquelles ultérieures.

Au fil des années, cet engagement du patient dans l'équipe de soins nous est apparu comme essentiel et nous a été suggéré par d'anciens otages qui reconnaissaient devoir leur guérison du traumatisme au fait d'avoir pu être actifs, pour eux-mêmes ou pour les autres, pendant leur détention [19].

Communication thérapeutique : rappel des principes fondamentaux

En toutes circonstances, dès les premières secondes de la rencontre, il suffit de changer son mode de communication pour améliorer l'alliance thérapeutique. Le respect des suggestions ci-dessous permettront d'y parvenir :

– prêter attention à la notion de proxémie et l'utiliser pour le confort du patient ;

– se présenter, appeler le patient par son nom ;

– prendre des précautions oratoires pour le toucher, demander l'autorisation pour s'approcher, et consacrer ces quelques secondes qui changeront tout dans la relation pour assurer la confiance ;

– suggérer une poignée de main ;

– utiliser le *mirroring*, le *pacing* ;

– choisir la position intermédiaire ou basse autant dans l'attitude corporelle que verbale ;

– déterminer le canal sensoriel privilégié du patient, son mode de fonctionnement mental, plutôt cartésien ou imaginatif ;

– utiliser en miroir ses mots, son langage, ses références, ses métaphores, son timbre de voix et son débit verbal ;

– garder un contact visuel le plus possible, pour transmettre bienveillance, sécurité, confiance et calme ;

— inclure le patient dans l'équipe comme un membre à part entière, avec ses compétences et ses limites, comme nous tous ;
— lorsque l'alliance semble être établie, commencer à initier le changement de l'un des facteurs évoqués (mouvements, postures, mimiques, respiration, etc.) pour voir si le patient suit inconsciemment. Si c'est le cas, on peut poursuivre la prise en charge en utilisant l'hypnose conversationnelle, ou formelle si besoin. Dans le cas contraire, revenir à l'étape précédente et, tout en assurant les soins somatiques, renforcer l'alliance jusqu'à ce que la synchronisation soit effective.

Comment parler de l'hypnose au patient
Hypnose conversationnelle ou formelle
Dans notre pratique quotidienne, il nous est impossible d'informer le patient en lui présentant les grands principes de l'hypnose. Au cœur de l'urgence, nous identifions la transe négative en cours pour rejoindre le patient à ce niveau de conscience, puis utilisons les techniques inspirées par la situation. Que ce soit pour l'antalgie, l'accompagnement de gestes, la réassurance, la gestion du stress, de la peur ou de l'anxiété, les explications viennent ensuite, avant de lui dire au revoir. Pourtant celui-ci perçoit aisément que notre pratique est inhabituelle, voire surprenante. Nous nous devons alors de l'éclairer *en le remerciant de sa participation et en l'assurant de la fierté qu'il peut ressentir de s'être ainsi occupé de lui-même.*

Des phrases telles que : « *Je vois bien que vous êtes un peu étonné par ce que j'ai pu vous dire, de ma façon de le faire. C'est très bien de l'avoir perçu, vous êtes très observateur... En fait, tout cela avait pour objectif d'utiliser les étonnantes capacités de votre esprit, de votre pensée à s'évader, à voir les choses autrement, à trouver de nouvelles ressources en vous... Et à partir de maintenant, vous pourrez continuer de le faire à chaque fois que vous en aurez besoin ou envie... »*, *« Ce que vous venez de vivre n'est ni plus ni moins qu'une force de votre esprit, une richesse de votre imaginaire à voir les choses autrement... Alors votre corps suit, s'adapte comme il le fera jour après jour maintenant... Peut-être avez-vous entendu parler dans les journaux de l'utilisation de l'hypnose médicale pour être soulagé, pour guérir ? Et bien, vous venez de commencer et vous garderez en mémoire tout ce dont vous avez besoin pour continuer... »* sont tout autant des suggestions post-hypnotiques qu'une ouverture aux questions potentielles du patient. Le mot « hypnose » peut être prononcé ou pas pendant la transe.

En revanche, une fois le patient réassocié en conscience critique, nous nous devons de lui dire que nous avons expérimenté ensemble une technique d'hypnose ericksonienne, en lui présentant quelques données de bases. À ce jour, l'expérience montre que les sujets se contentent souvent de « vivre l'expérience » sans chercher plus d'explications, mais en ayant perçu une réelle différence dans la relation et/ou le soin associé. Ils ont parfois l'envie d'aller plus loin dans cette démarche et nous avons déjà été contactés par des patients qui souhaitaient avoir les coordonnées d'un hypnothérapeute de ville ou revenaient nous voir à l'hôpital pour d'autres indications.

Enfin, plusieurs d'entre eux ont suggéré qu'il y aurait un intérêt à ce que tout le personnel du service soit formé.

Ratifier

Si les notions présentées dans cet ouvrage s'enchaînent dans un ordre logique par souci didactique, proposant successivement : l'observation, les principes de communication permettant l'alliance, la ratification et enfin les aspects de transes thérapeutiques, il est bien évident que dans la réalité tout cela n'est qu'un très vaste fondu-enchaîné. Il faut à la fois : être attentif à tous les niveaux de langage du patient pour établir son « profil », déterminer son niveau de conscience, son canal sensoriel privilégié, observer son environnement, alliant dans le même temps la communication thérapeutique, la ratification et le déroulement de la transe conversationnelle ou formelle si besoin. Tout ceci se combine naturellement, pour le confort et la sécurité des soignés comme des soignants.

Lors d'un grand moment de souffrance, lorsque le monde s'écroule autour de vous, l'impression de solitude rend la situation encore plus traumatisante. Quel que soit son niveau de conscience, le patient a un réel besoin dans une situation difficile liée à la douleur, au stress, à la peur ou toute autre émotion, de savoir qu'il est à la fois *écouté et entendu*. L'alliance thérapeutique passe par la réaction du soignant confirmant au patient qu'il a bien entendu et compris ses messages, qu'il va les prendre en compte.

C'est ce que l'on appelle *la ratification*. Bien entendu, la méthode change en fonction du niveau de conscience du patient.

En conscience critique

La validation du message peut rester rationnelle et explicative. Nous pouvons continuer de parler comme nous le ferions avec n'importe qui dans la vie quotidienne, en reprenant les mots du patient et en les reformulant : « *Si j'ai bien compris, la douleur vous serre dans la poitrine, elle ne change pas en respirant* », « *Vous me dites que c'est là que vous avez mal, et que cela fait comme un coup de poignard* », tout en montrant ou dessinant sur son propre corps ou sur celui du patient la zone concernée.

En conscience critique, il est possible de lier la reformulation à des explications de base sur les causes, le diagnostic ou le traitement. En particulier, si le patient exprime des croyances manifestement fausses ou irraisonnables, dans ce contexte, nous pouvons corriger le tir et expliquer. Sa conscience lui permettra de critiquer, de défendre son point de vue, de discuter et de se sentir compris, même si les avis divergent.

En transe

Si nous percevons que le patient est en transe négative, ce qui est fréquemment le cas, alors la situation change. La ratification garde d'autant plus de valeur, mais nous partons ici du principe que le « patient est roi ». Il a toujours raison, même s'il développe des convictions absolument impossibles, paradoxales, farfelues, opposées à tous les fondements de la science.

Dans ce contexte de transe, nous adoptons ce principe pour les raisons suivantes :

— il n'y a plus de critique possible ;

— l'imaginaire et les fantasmes prennent tout l'espace de la pensée ;

— il est vain de démontrer au patient qu'il a tort à grand renfort de démonstration scientifique, il ne nous entend pas ;

— ses croyances et convictions lui offrent l'énergie émotionnelle dont nous allons avoir besoin pour l'aider ;

— discuter serait perdre du temps, générer des résistances, altérer la confiance envers le soignant, créer un frein à l'alliance.

Dans le tumulte de sa souffrance, notre patient a besoin d'une bouée à laquelle se raccrocher, *ce sera notre écoute et notre ratification.*

Un genou écorché

Un enfant vient de tomber et de se faire mal. Ses pleurs déchirent le silence mais, partant du principe que notre culture veut que les émotions soient retenues, voire cachées, ses parents lui diront probablement : « Ne pleure pas mon chéri, ce n'est pas grave ! »
Que se passe-t-il alors ? Il pleure trois fois plus fort.

Décortiquons les choses de son point de vue : la chute, la douleur, la peur, le sang qui perle... son monde s'effrite et il le manifeste, le crie dans ses larmes, à la recherche de la personne qui va le comprendre le mieux... Et là, à sa plus grande déception... Son monde finit de s'effondrer. Il entend avec stupeur que celui ou celle qui le comprenait toujours, ne comprend en fait rien. La phrase lapidaire l'invite à réexpliquer les choses une seconde fois à sa façon : en criant encore plus fort.

À la place du « ne pleure pas mon chéri, ce n'est pas grave ! », ratifiez d'un « Oh, là, là, fais voir mon petit bouchon... c'est vrai que tu dois avoir très mal avec ce genou tout griffé... Je sens ta douleur d'ici... C'est un énorme bobo ça, dis-moi, l'un des plus beaux que tu aies réussi jusque-là... Qu'est-ce que tu voudrais pour aller mieux... un souffle magique, un câlin ? »

En quelques secondes le bambin n'a plus aucune raison de hurler, d'abord parce qu'il ne pourrait plus entendre les belles choses que vous lui dites et qui lui montrent que vous le comprenez et ensuite parce que si vous poussez encore un peu le bouchon, il aura finalement envie de vous rassurer. « Oui, mais je suis courageux, c'est pas si grave... ça va mieux... »

MESSAGE
Essentiel • Cette approche paradoxale rassemble ce qui fait toute la trame de notre pratique, « utiliser le pire pour en arriver au meilleur et faire de l'épreuve une richesse ».

Au quotidien, auprès de nos patients, nous gardons ce principe : accepter tout ce qu'ils disent comme étant une vérité, leur vérité et l'utiliser pour avancer vers l'objectif de la guérison. *Cette ratification, cette acceptation de l'expression même la plus négative est un pari sur la suite.* Une fois compris, le patient est dans l'alliance. Bien accompagné il peut ensuite se focaliser dans un premier temps sur sa douleur, sa peur, son stress, son trouble, s'approcher au plus près de sa souffrance physique comme psychique, en aigu comme chronique pour en faire une force de transformation. Nous verrons d'ici peu dans le chapitre suivant quelques techniques qui, de prime abord, pourraient surprendre chez des soignants plus entraînés à soulager qu'à, pendant quelques instants, accentuer les choses.

MESSAGE
Essentiel • Laissez le patient vivre ses émotions en dehors de tout jugement de valeur : colère, peur, chagrin, culpabilité, anxiété.

- Acceptez la crise.

- Aidez les personnes à se souvenir des images, des sentiments et des sensations vécus en périphérie de l'événement, sans les limiter à l'événement lui-même.

- Soyez conscient que les patients peuvent devenir agités, augmenter leur fréquence cardiaque ou respiratoire, transpirer.

- Dans ce cas, cessez de parler du vécu et concentrez-vous sur les sensations éprouvées au niveau corporel à cet instant.

- Si le patient est calme et détendu, allez plus en détail dans le vécu et les sensations.
- Explorez tous les éléments (bruits, odeurs, visions) par les sensations ressenties : décharge énergétique.
- Focalisez sur toute la séquence de mouvements et leurs sensations.
- Ratifiez toutes les réactions : tremblements, etc.
- Explorez la douleur, l'anxiété, le stress, la colère.
- N'hésitez pas à attendre plusieurs minutes que tout cela se mette en place.

Utiliser pour traiter

Alliance thérapeutique avec le patient

Dans un premier temps, au sein de l'hôpital de jour d'hémato-oncologie, l'infirmière formée en hypnose ericksonienne n'avait pas de temps spécifique détaché. Elle devait donc quitter son poste de travail habituel pour aller rejoindre un patient, inconnu jusque-là, puisqu'il s'agit de son premier bilan, et ce à la demande du médecin réalisant le geste douloureux. La rencontre à cet instant est primordiale et les mots, les attitudes sont différents des habitudes. L'alliance doit être créée en quelques secondes, un peu comme lors des interventions Smur. Stéphanie se présente comme étant une infirmière qui vient « *accompagner le patient* » dans son examen invasif, potentiellement douloureux et donc redouté, et non comme une infirmière au service du médecin pour l'assister.

À l'hôpital, la communication soignant-soigné se réduit souvent à un discours technique entre le médecin et l'infirmière dans lequel le patient est exclu, réduit à un objet d'étude (*fig. 20A*). Parfois même, il arrive aux soignants de parler de tel patient à la troisième personne du singulier, comme s'il était absent de la pièce. Or, nous l'avons vu, c'est lors de la première rencontre que l'alliance doit se créer en quelques secondes ; cette étape est donc primordiale.

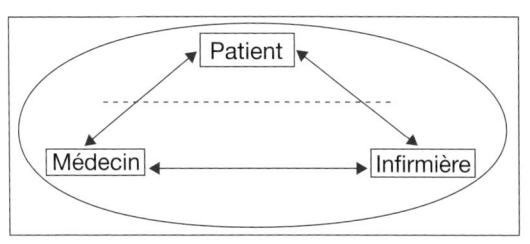

Figure 20A. Trilogie patient/médecin/infirmière.

Lors de l'alliance thérapeutique, la relation triangulaire (patient/médecin/infirmière) change d'orientation. Le médecin devient alors un « technicien », utilisé comme tel par le binôme infirmière-patient, pour accroître la complicité indispensable à l'accompagnement hypnotique (*fig. 20B*). Le patient sait que l'infirmière praticienne en hypnose vient pour lui, et le médecin le comprend aussi. Le lien est à la fois verbal mais surtout non-verbal par la présence, le toucher rassurant, la proxémie adaptée.

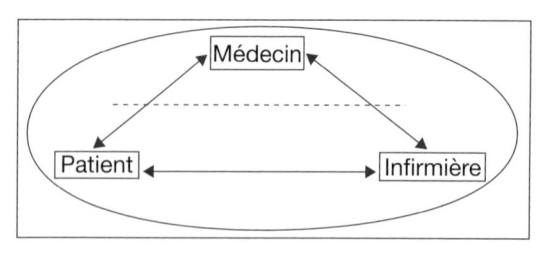

Figure 20B. Trilogie médecin/patient/infirmière.

En particulier, lorsqu'elle se présente, Stéphanie a choisi de réintroduire un geste souvent disparu dans la relation infirmière-patient et qui pourtant favorise l'alliance et renseigne énormément sur l'état psychique du patient. *Il s'agit d'une simple poignée de main.* De ce premier contact physique, le soignant retire d'importantes informations sur l'engagement du patient dans la relation.

Dans le même esprit, et tout en prenant garde aux possibles ancrages négatifs, une main rassurante et complice posée sur une épaule ou sur un bras permettra d'établir un lien immédiat. Toutefois, aucun geste ne doit être effectué de façon de systématique : l'objectif est bien de créer une alliance thérapeutique, mais sans jamais laisser s'installer la moindre ambiguïté. Tout dépendra donc du comportement du patient, et de sa proxémie, qui doit toujours être respectée.

Exceptionnellement, il pourra arriver que le thérapeute choisisse de maintenir une certaine distance, la plupart du temps pour se protéger lui-même.

Le soignant saura, par le ressenti fondé sur son expérience, évaluer et adapter son attitude.

Cette limite, liée à l'expérience du soignant, permet de souligner un principe qui se vérifie à plusieurs niveaux dans cet ouvrage. Si l'existence et l'intérêt de l'hypnose doivent être transmis dès l'école professionnelle ou la faculté de médecine, il est important que les futurs hypnothérapeutes attendent d'acquérir une expertise dans leur métier d'origine avant de se lancer dans une formation complète en hypnose. En effet pour une bonne synchronisation entre soignant et soigné pendant la transe, le soignant doit lui aussi être dans la sienne, tout en conservant une capacité d'observateur extérieur rationnel.

Pour en arriver à cette dissociation, le soignant doit être capable d'effectuer les missions liées à sa profession initiale de façon autonome et paisible, presque détachée. En effet, on ne peut imaginer une infirmière accompagnant son patient dans *un lieu sûr* pendant un geste douloureux tout en devant se concentrer uniquement sur la bonne exécution de son geste technique.

Le thérapeute doit aussi être capable de se protéger lui-même, car un bon accompagnement nécessitera qu'il s'investisse personnellement et s'ouvre à ses patients. Seule l'expérience lui permettra de bien gérer cet équilibre et de s'adapter parfaitement. Il saura naviguer entre celui qui recherche un accompagnement plutôt « zen » orienté vers une relaxation, ou au contraire, préfèrera une approche plutôt « énergique ».

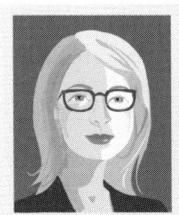

Stéphanie et Mme Bouzigue

Une patiente a rendez-vous pour une biopsie ostéomédullaire dans le service d'hémato-oncologie où Stéphanie exerce en tant qu'infirmière hypnothérapeute. La dame est d'origine auvergnate et de nature très « speed ». Lorsque le médecin vient chercher Stéphanie, occupée alors avec un autre patient, la seule information qu'il donne sur la patiente se résume à : « Elle est spéciale ! ». Stéphanie ne connaît pas du tout Mme Bouzigue. Elle découvre cette femme, très réfractaire au prélèvement, se tenant debout, à distance de la table d'examen, presque collée au mur. Une négociation est déjà engagée avec le médecin pour qu'il puisse réaliser le geste. La tension monte... Âgée d'une quarantaine d'années, énervée, elle parle très vite. Stéphanie se présente comme l'une des infirmières du service venant l'accompagner pour l'examen. Dans un premier temps, elle se rend compte, par son attitude non verbale, que la patiente ne tient pas du tout compte de sa présence, continuant de parler au médecin comme si de rien n'était. Avant même qu'il intervienne, celle-ci veut savoir dans combien de temps elle aura les résultats de la biopsie et s'il peut lui assurer qu'il n'y en aura pas d'autre. Réponse difficile car, justement, il peut y en avoir plusieurs...

Stéphanie tente alors de modifier son paraverbal en se calant sur celui de la patiente. Elle s'attache à la ressentir, à mieux la percevoir pour s'adapter à elle et pouvoir ainsi créer une accroche. Le médecin, non formé aux techniques de communication thérapeutique, va involontairement compliquer la situation : « Oui, notre infirmière va vous accompagner, vous parler de la mer, du sable et des petits oiseaux... » Aussitôt la patiente, déjà très agitée, réagit « Ah non, la mer moi je déteste ça ! Moi je suis auvergnate ! J'aime pas ça du tout... ».

Il faut réagir immédiatement avant que les choses ne dégénèrent encore plus.

Stéphanie décide alors d'utiliser l'agitation de la patiente, sa colère, son refus, sa résistance pour s'en faire une alliée, une complice : « C'est parfait, vous n'aimez pas la mer ! Nous les Bretons, on est comme les Auvergnats, on a du caractère ! ». Cette phrase est dite sur le même ton saccadé et fort que la patiente, et cela surprend le médecin, habitué au calme de Stéphanie, qui normalement baisse la voix pour mener l'induction. À cet instant, elle entre dans un paraverbal rapide et intense : celui de la patiente. L'expression « c'est parfait », donc en accord avec elle et en opposition avec le médecin, initie un lien entre les deux femmes. Le regard de Mme Bouzigue se tourne alors vers Stéphanie. Ça y est, elle est « accrochée ». L'idée de la faire s'installer confortablement pour se relaxer était perdue d'avance. Mme Bouzigue voulait quelque chose de dynamique, avec du caractère. La suite de l'accompagnement se déroulera dans cette logique, tout aussi tonique. Dans sa transe et sans jamais fermer les yeux, la patiente parlera beaucoup de l'Auvergne, entre autres...

À la fin du geste, celle-ci a reconnu que l'accompagnement l'avait beaucoup aidée et que le geste s'était bien passé. Son regard, encore plus expressif que ses mots, exprimait soulagement et reconnaissance.

Pratiquer l'hypnose à l'image de l'aïkido

L'hypnose et la communication thérapeutique sont à l'esprit ce que l'aïkido est au corps. Dans cet art martial, créé par le Senseï Morihei Ueshiba, il n'y a ni compétitions, ni adversaires, mais des partenaires unis dans une technique visant à utiliser tout ce l'autre qu'apporte, et particulièrement sa force et son énergie. Lors d'une attaque, cette technique est utilisée pour mettre un terme au conflit et ramener la relation à une position d'équilibre, de sagesse et de raison. Tout ce qu'apporte l'attaquant est absorbé, utilisé et transformé par la gestuelle et la technique.

Tout comme Milton Erickson, Morihei Ueshiba a mis au point cette stratégie pour pallier ses déficiences physiques qui l'amenaient à être perpétuellement malmené par ses « camarades ». Tout comme Milton Erickson, Ueshiba était dans l'observation périphérique du moindre geste, de la moindre mimique pour mieux anticiper l'action, jusqu'à pratiquer « l'aïkido sans aïkido ». Tout comme Erickson pratiquait « l'hypnose sans hypnose ». La grande majorité de son enseignement résidait dans la démonstration non-verbale, dans le « faire vivre l'expérience ». Cette analogie nous accompagne depuis les premiers jours de notre formation en hypnose et nous rappelle qu'auprès de chaque patient, de chaque situation difficile, il est inutile de chercher à être le plus fort, que la résistance de l'autre tout comme les circonstances les plus parasites peuvent devenir un levier permettant de renverser la situation. Alors, et pour citer Milton Erickson : « Le problème devient la solution ».

Dans l'aïkido, fondé sur l'harmonie, lors de l'attaque du partenaire (le mot est capital), on ne cherche pas à comprendre pourquoi il attaque, ni s'il est grand, petit, plus fort, plus agressif ou comment l'arrêter. On découvre tout simplement, par la technique apprise, les émotions, les sensations et les intuitions du corps et de l'esprit, juste au bon moment (le Kairos), comment absorber l'énergie qu'il nous apporte pour l'utiliser, l'amplifier et la ramener dans une spirale intérieure. Vers le Ki (centre d'énergie situé au niveau abdominal). Et alors progresser vers un nouvel équilibre physique et émotionnel.

Stéphanie. Retour d'expérience : l'approche du patient

La plupart du temps, comme elle ne connaît pas le patient qu'elle doit accompagner, Stéphanie part d'une approche physiologique. Mais bien entendu, elle se demande aussi avant tout comment réagit son patient : s'il combat, fuit ou se fige, s'il est en conscience critique ou en transe spontanée.

Ne sachant pas encore si elle se trouve auprès d'une personne très cartésienne ou plutôt en transe permanente, compliante ou résistante, elle choisira de prime abord d'utiliser tout ce qui concerne la respiration, les processus de sensibilité corporelle et leurs évolutions. Elle observera alors comment réagit le patient à ces inductions naturelles :

– soit le patient parle, reste en conscience critique et s'accroche. Alors il ne sera pas utile de continuer sur ce registre. Il sera préférable de le faire parler encore plus, d'utiliser sa résistance – comme avec Mme Bouzigue, et de partir de la conscience critique avec des propos très rationnels, voire scientifiques, pour aller vers l'hypnose conversationnelle, puis éventuellement formelle ;

– soit le patient rentre dans la suggestion, son corps se détend et ils parviennent ensemble vers la dissociation corps-esprit où une partie reste là et l'autre partie s'échappe ailleurs et s'autorise à faire autre chose, toujours en sécurité et accompagné par la voix du soignant. Il est alors possible d'évoluer vers un lieu sûr, tout en sachant qu'il n'y pas eu de premier entretien ni de phase préliminaire. Ce lieu sûr se fait « à l'aveugle », en utilisant le plus possible de termes flous et neutres, en restant constamment en relation verbale avec le patient pour le lui faire décrire en transe. Ses propres termes sont alors repris régulièrement dans l'accompagnement et les questions ouvertes privilégiées car, pour le décrire, le sujet doit le « vivre » en conscience modifiée.

Par contre, lorsque Stéphanie a la chance d'avoir déjà rencontré le patient, elle pourra s'adapter à ce qu'il lui aura donné, même succinctement, lors des discussions précédentes.

Par exemple, lors d'une prise de sang, elle peut lui dire qu'elle le sent stressé, angoissé (approche du patient par sa transe négative en ratifiant, voire accentuant initialement son mal-être pour créer l'alliance, idée du pire pour le meilleur), puis enchaîner, en lui demandant ce qu'il fait d'ordinaire pour se détendre, ce qu'il aime dans la vie lorsqu'il ne travaille pas. Les réponses les plus fréquentes concernent le jardinage, le bricolage, la lecture, la musique, le sport, la pêche, la couture, le ménage, etc. Il suffira ensuite de rebondir sur deux ou trois éléments pour enrichir un LS ou une activité de sécurité.

Abordons à présent un sujet souvent évoqué par les stagiaires lors des séminaires d'hypnose en situations difficiles. Il hante les thérapeutes et alimente leurs craintes les plus primitives, surtout au début, dans ces moments où le temps presse, où il faut agir immédiatement. « Que vais-je bien pouvoir faire si je ne sais rien du lieu ou de l'activité choisie ? ».

Une nouvelle fois la solution est dans le problème : ne rien connaître devient une chance car le patient est précisément celui qui peut aider le thérapeute. Il appartient donc au soignant de lui poser les bonnes questions pour créer l'imagerie mentale qui lui fera décrire ce qu'il voit, entend, ressent, hume ou savoure. Une position basse peut alors aider le thérapeute, car elle rend le patient acteur et membre de l'équipe à part entière. Il offre ses mots, ses expressions, ses préférences, ses émotions sur un plateau, et le thérapeute n'a qu'à le suivre et à apprendre de lui.

En situation difficile, il est difficile, voire même impossible, de savoir ce qui va se passer quelques secondes plus tard. Les interlocuteurs, les conditions et les gestes à faire ne sont jamais les mêmes. C'est tout l'intérêt de la technique. En somme, plus le patient offre d'éléments, qu'ils soient positifs ou négatifs, rassurants ou douloureux, même les pires, et plus cela alimente la transe. Le médecin qui pratique le geste technique varie aussi régulièrement, l'ambiance et le cadre de l'intervention ne sont pas identiques. Il sera donc nécessaire de s'adapter au partenaire de soin.

Complications lors de l'examen

Un autre événement peut intervenir pendant la transe : en fonction du médecin, de la technique et de sa difficulté éventuelle, de la coopération du patient et de sa morphologie, l'examen peut se compliquer. Alors la transe prend une autre dimension et est utilisée à la fois pour le patient et pour le médecin réalisant le geste. Les mots semblent adressés au patient, dans la continuité de ce qui est déjà en cours, mais ils s'adressent aussi au praticien en difficulté. C'est un discours à un double niveau : « *Les choses se passent bien, de façon tranquille... Votre corps est posé, vos gestes paisibles et contrôlés dans cette expérience... Vous avez le temps de faire les choses... Vous vous sentez serein, calme et en parfaite confiance en vous... Vous en profitez pour respirer à votre rythme, pour vous sentir juste bien...* »

Respectant le schéma évoqué plus haut (*fig. 20*), l'infirmière semble ici en relation directe et unique avec le patient en ayant « marginalisé » le médecin. En fait, selon les principes ericksoniens, on assiste à une métacommunication où toutes les personnes présentes dans la pièce sont concernées par les propos entendus.

N'oublions pas ici qu'une partie de l'hypnothérapeute est dans la transe alors qu'une autre partie est en position d'observateur extérieur, qui suit l'avancée du geste. Cette dissociation permet d'anticiper tout ce qui peut apparaître en termes de sensations, de mouvements, de bruits. Autant d'éléments qui pourront être intégrés à l'histoire une fraction de seconde avant qu'ils ne se produisent. Cela intensifie considérablement l'alliance et permet l'adhésion du patient aux suggestions qui vont suivre immédiatement.

L'hypnothérapeute fait alors l'évocation anticipée de ce qui arrive (forme de *yes-set*) par une phrase puissante juste avant la désinfection : « *Voilà, cette partie de votre corps qui se prépare à recevoir l'examen va pouvoir ressentir de la fraîcheur...* » Dire que le corps *se prépare à recevoir* suggère la permissivité et le don de quelque chose, tandis que *pouvoir* évoque un choix. L'anesthésie locale est utilisée comme un catalyseur de la dissociation puisqu'elle offre des sensations différentes dans une zone précise. « *Une partie de votre corps va s'endormir et ne rien sentir d'autre que le mouvement, alors qu'une autre partie de vous-même peut s'autoriser à marcher encore plus confortablement sur cette plage...* » (Suggestion indirecte sous forme d'une implication « si... alors »).

MESSAGE Essentiel

- L'infirmière est là pour accompagner le patient, et non pour servir le médecin.
- L'aide technique apportée au médecin est réelle mais secondaire.
- Habituelle en hypnose ericksonienne, l'adaptation à tout ce qu'est le patient est capitale en situation difficile, et tout particulièrement lorsqu'il s'agit d'un patient totalement inconnu.
- Tout comme la buée disparaît progressivement du miroir d'une salle de bain pour révéler le reflet qu'elle cache, le patient, complètement flou au départ, se dévoile petit à petit pendant la séance, à condition de savoir l'observer, le laisser venir et de le suivre (*mirroring* verbal, paraverbal et non verbal) dans ses émotions comme ses sensations, ses pensées. On se nourrit de tout ce qu'il amène.

Ascenseur émotionnel

En situation difficile, l'alliance thérapeutique est la ressource essentielle, l'univers de la rencontre, symbolisé par le cadre gris sur la *figure 21*.

Dans cet espace relationnel qu'est la transe, le patient doit alors retrouver un rôle actif, à partager avec le soignant. Nous acceptons de créer un lien éphémère avec celui qui souffre. Pour y parvenir, nous nous ouvrons à l'autre en récepteur de ce qu'il émet comme nous l'avons évoqué au chapitre 1 dans l'exercice des mains émotionnelles. La *figure 21* livre notre conception de la transe hypnotique ericksonienne, telle que nous la pratiquons aujourd'hui lors de la rencontre avec un patient en conscience critique.

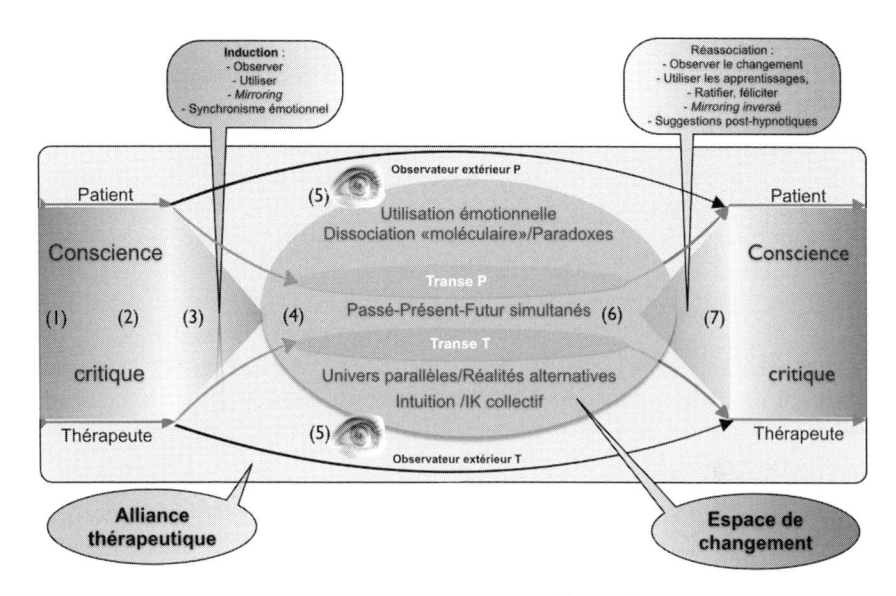

Figure 21. Transe complète.

– En début de séance (phase 1), le soignant rencontre le patient.
– Lors de la première phase de l'entretien (phase 2) a lieu le recueil, pour ne pas dire l'accueil de ce qu'est ce patient, ici et maintenant, à travers toutes ses facettes. Chacun arrive avec sa propre vie, ses expériences, ses valeurs et ses croyances.
– La phase d'induction conversationnelle ou formelle (phase 3) rapproche les inconscients respectifs, met en phase le patient et le thérapeute, ce dernier se calant sur les apports du premier.
– Lors de la phase centrale (phase 4), les deux naviguent dans leur transe, *chacun dans la sienne mais à un même niveau émotionnel et chacun accompagné de son propre observateur extérieur* (phase 5). Il n'y a pas de chevauchement des transes, chacun la vivant en parallèle sans interférence directe. Cette dissociation protège patient et thérapeute de toute intrusion iatrogène. C'est dans la nébuleuse colorée qui constitue ce processus de conscience modifiée, l'accès à l'inconscient, aux ressources personnelles et collectives que tout devient possible, comme nous le verrons dans la technique de *la maison intérieure aux multiples pièces et son jardin*.

– En toutes circonstances, l'induction, l'accompagnement (phase 6) et la réassociation (phase 7) doivent rester pour le thérapeute un moment créatif, intuitif, un réel plaisir émotionnel d'échanger. En d'autres termes, le soignant visera à ressentir plus encore, utilisant chacun de ses cinq sens, laissant à distance son formatage cartésien issu de ses apprentissages scientifiques. Bien entendu l'observateur extérieur du thérapeute sera, lui, le garant de la poursuite de la stratégie et des objectifs fixés au départ. Selon notre point de vue, à l'intérieur de la transe, le thérapeute doit se fier à son expérience émotionnelle et fonctionner le plus intuitivement possible afin de réagir presque par anticipation aux changements de son patient, en temps réel. La pensée heuristique s'active pleinement au cœur de la transe. La communication d'inconscient à inconscient, une métacommunication selon Erickson, est en effet beaucoup plus rapide et fonctionnelle.

Rappelons que, concernant la transe hypnotique, nous préférons utiliser le terme de *processus* de conscience modifié à celui d'*état* car ce dernier renvoie à quelque chose de plus figé et de plus stable. Un *processus* est, par définition, en mouvement perpétuel. Cette précision est donnée au patient pour lui faire comprendre l'importance de son implication dans la recherche du changement, de l'expérience « aha ! » aussi appelée « effet Eurêka » pendant la phase 3 du processus en quatre étapes d'Ernest L. Rossi [20] (*cf. chapitre 6*).

Dans notre dimension des situations difficiles, dans l'extrême majorité des cas, la victime est en transe négative induite par l'événement agresseur. Fixité du regard, ralentissement de la réponse verbale, aussi bien que son opposé l'agitation diffuse, mimiques, rigidité, tension corporelle, et bien évidemment dissociation et distorsion temporelle. Tous les signes sont réunis pour identifier ce processus de conscience modifiée qui fait alors de notre sujet un interlocuteur hypersuggestible, hyperréceptif à tous les messages négatifs qu'il percevra et hermétique à toutes les réassurances positives que l'on pourrait lui suggérer à cet instant.

La *figure 21* de la transe est alors un peu différente dans sa phase initiale (*fig. 22*).

Le patient est en avance sur le thérapeute, qui, lui, est toujours en conscience critique. Pour se synchroniser, ce sera à lui de faire l'effort de rejoindre le patient dans sa transe à un même niveau émotionnel. Une fois en phase, les deux vont ensuite induire les changements avant de « revenir » ensemble vers la conscience critique selon un schéma identique au premier.

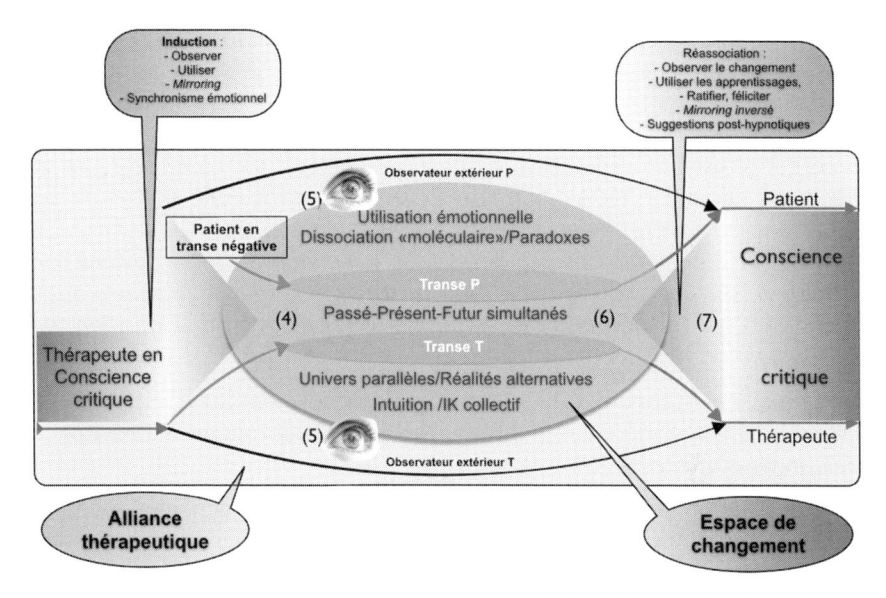

Figure 22. Transe négative complète.

Techniques dissociantes

Techniques « de la maison intérieure » à celle du « jardin secret »

Nous présentons ici la trame d'une technique née de notre recherche et de notre pratique. Elle évolue différemment avec chaque patient, ses passions, ses références, et doit être acquise complètement en séminaire de perfectionnement au-delà de la lecture d'un livre.

C'est lors d'exercices encadrés qu'elle sera le mieux transmise. Plus les techniques sont dissociantes, plus elles doivent être maîtrisées par le thérapeute.

Cette séance trouve sa place lors de la seconde ou troisième rencontre, les objectifs ont été définis précisément lors de la première.

Pendant l'induction du processus hypnotique, le patient est invité à se dissocier d'« ici » pour laisser son inconscient le conduire « ailleurs », devant une maison connue ou inconnue qui l'intéresse particulièrement. Après en avoir observé l'environnement, il franchit le seuil et, pour la découvrir en détail, nous lui suggérons de multiples dissociations. En fonction de chaque patient, cela pourra aller d'une simple dissociation à une dissociation « moléculaire » lui permettant d'être partout en même temps pour découvrir chaque pièce et sa fonction. Ici, l'accompagnement en sécurité est primordial. Des suggestions précises sur ce qu'il réalise et découvre lui sont offertes d'un lieu à l'autre, et dans l'une de ces pièces *il fait une rencontre majeure avec un « lui-même du futur », celui qui a déjà atteint l'objectif. Dès cet instant, ce lui-même du futur devient son « guide », son « explorateur du futur », son « éclaireur ». Il pourra aussi rencontrer si besoin un « lui-même » du passé, son « gardien de ressources ».*

De la maison intérieure, où à partir d'un lieu choisi par le patient, celui-ci découvre ensuite son « jardin intérieur », son « jardin secret ». Cet espace personnel doit être à son image.

En fonction de ce que le thérapeute ressent de ses échanges avec le patient, il peut orienter ses suggestions vers la description d'un jardin soit sauvage, structuré ou épuré, selon ce qui ressemble le plus au patient. Cette nature forte, nourricière, apaisante, même médicinale, s'offre à lui. C'est une ressource en elle-même.

Le jardin intérieur du patient possède une source, le passage par lequel, avec son Lui futur, ils vont pouvoir explorer leurs « univers parallèles » où tout est différent, tout peut exister. Elle sera là, source lumineuse, pour l'éclairer dans ses différentes possibilités, pour percevoir toutes les autres émotions possibles de réalités alternatives. Elle lui permettra ainsi de ramener de ces univers parallèles les émotions dont il a besoin aujourd'hui dans cette réalité pour prendre sa décision et écrire désormais sa nouvelle histoire.

Alors, on accueille à bras ouverts toutes les émotions et l'énergie qu'apporte la situation. C'est ainsi que le *problème*, qui existe de toute façon dans la réalité, *devient un cadeau que le patient accepte, comme une chance de grandir...* Tout se passe comme s'il existait des « univers multiples », déjà évoqués chez Jung et Pauli, où les choix et les successions d'événements créent autant de nouvelles lignes temporelles au sein desquelles le patient change, puis revient différent dans cette réalité. Tel le chat de Schödinger, symbole de la physique quantique, il se trouve dans une superposition d'états qu'il peut matérialiser en ouvrant la boîte de sa créativité au cours de la séance. Il peut influer la rivière des émotions pour la faire tendre vers ses attentes. De dévastatrice, elle viendra irriguer les champs de son existence. C'est à ce stade, où passé, présent et futur coexistent simultanément dans un même espace (phase 6 de la *figure 22*), que la conception du « temps unique » décrite par Philippe Guillemant dans sa théorie de la double causalité [21] prend son sens en thérapie. Le sujet pourra cristalliser un présent différent en réécrivant dans sa transe tous les éléments de sa vie passée, présente et future.

Lors de cette transformation, le patient explore ses univers multiples, il peut changer tous ses choix à l'infini et explorer toutes les pistes et leurs conséquences, laisser émerger toutes les émotions en réaction. La présence et l'alliance du thérapeute sont ici primordiales car dans ce voyage initiatique, le sujet peut être amené à lutter et les larmes, l'agitation ne seront jamais très loin. Nageant parfois en eaux troubles, dépassant ses limites, il apprend à choisir ce qui lui convient le mieux dans l'immensité des possibles.

Avocat du diable ou gardien des clefs, le thérapeute sera, avant tout, le guide dans cette quête où les métaphores, les analogies, l'utilisation de tout ce qu'apporte le patient, dessineront les nouveaux paysages. Pour cette raison il sera attentif, selon nous, à fonctionner dans cette phase en totale intuition inconsciente, « rebondissant » sur tous les indices minimaux du patient, sur toutes ses réponses verbales, paraverbales et non-verbales. C'est aussi dans cette phase intense qu'il doit garder le contact, s'engager dans la relation, échanger, poser des questions, ratifier, féliciter, encourager. L'objectif est de permettre « d'ouvrir la boîte de Pandore » pour en retirer les apprentissages.

Lors de la réassociation (phase 7 de la *figure 18*), où les suggestions post-hypnotiques seront primordiales, le patient aura une vision différente du monde qui l'entoure, sera disponible aux changements intérieurs qui lui permettront alors de s'autoriser à boucler la boucle et, en retour, de façonner ses différents systèmes à ses attentes.

Technique : « la sphère dynamique des cinq sens »

Cette technique créative et multisensorielle est une évolution personnelle de celles apprises auprès d'Ernest Rossi. Elle utilise le canal sensoriel privilégié du patient mais aussi les quatre autres pour initier l'ouverture au changement. Elle permet une fois encore de s'approcher au plus près des émotions, des sensations du traumatisme et de la souffrance pour les transformer en un espace de solutions, de ressources et d'apprentissages (*fig. 23*).

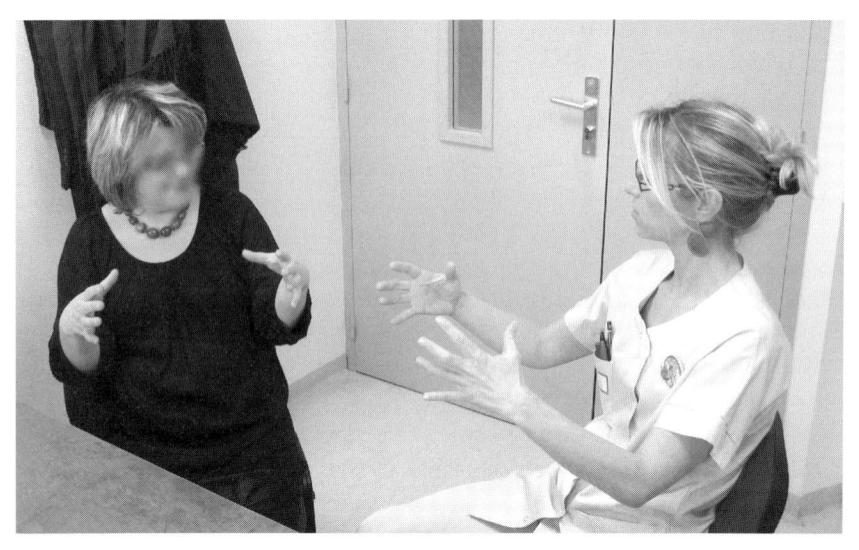

Figure 23. Technique de la sphère.

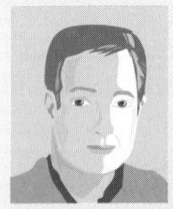

La sphère

Damien, cadre supérieur en informatique, a le cœur sur la main. Toujours prêt à tout pour le succès de son entreprise, il est ouvert à tous les sacrifices (remplacer ses collègues, faire des heures supplémentaires), à tous les abus de lui-même pour que le travail soit fait. Puis un jour, son cœur dit stop, il n'en peut plus et déclenche la douleur typique d'un infarctus. L'équipe Smur se déplace à son domicile.
Il est pâle, agité, absent et ne répond à aucune question de façon logique, sensée et rationnelle. Il est ailleurs, mais pas dans cet « Ailleurs magique » qui nous transporte vers le bonheur parfait. Il est dans un ailleurs sombre et glacial, un ailleurs vertigineux qui vient de l'intérieur...
– « Damien, laissez ma voix vous accompagner, franchir vos limites et explorer cette pression, cette brûlure qui vient du plus profond de vous. Là où tout s'accumule depuis si longtemps. Oui, cela fait mal, très mal, je l'entends et le vois sur votre visage, votre respiration, jusque dans vos mains. Vous êtes libre de ne pas m'écouter ou de laisser ces mains que vos yeux regardent maintenant tenir une sphère, vide pour l'instant. Lorsque vous serez assez mal pour l'accueillir dans le creux de vos paumes, nous la verrons s'installer ensemble... »
Pendant ce temps, toute l'équipe s'affaire à la prise en charge conventionnelle d'un infarctus en phase aiguë. La communication d'urgence hypnotique est ici un simple adjuvant au protocole cardiologique validé en SMUR.

Assez rapidement, une fois la perfusion posée, les mains de Damien se placent l'une face à l'autre, exactement comme si elles tenaient cette sphère virtuelle.
– « Très bien... Je vois qu'une partie importante de votre corps et tout votre esprit sont prêts à franchir les limites étonnantes de cette expérience. Ressentez-vous ce mouvement intérieur, toute l'agitation que cette douleur provoque en vous ?
– Oui, c'est étrange, c'est comme un courant électrique qui me traverse », dit-il, alors qu'il est encore connecté aux dérivations de l'électrocardiogramme.
– « Laissez-vous la liberté de recevoir et d'accueillir cette douleur si intense, peut-être sous forme de lumière, de chaleur, de mélodie ou de tout ce qui sera utile pour vous, dans cette sphère qui va alors grandir entre vos mains, sans même vous en rendre compte, à chacune de vos expirations... Prenez le temps de souffler, de faire circuler toute cette agitation, toute cette force colossale qui est la vôtre... Acceptez tout cela comme une offrande de votre corps qui se libère. Découvrez comment vous pouvez avoir envie de transformer avec chacune de vos inspirations tout ce que contient la sphère, pour en faire autre chose, pour en faire des apprentissages, des sources, des ressources... Et plus le mouvement s'intensifie vers la sphère bouillonnante, plus votre corps respire, plus l'agitation emplit la sphère, plus le calme et la paix intérieure peuvent prendre place dans cet espace de plus en plus disponible, là juste en vous, là où vous en avez le plus besoin. C'est vous qui choisissez la fréquence de vos inspirations créatives, c'est vous qui choisissez, qui contrôlez tous ces changements, même le rythme de ce bip qui vous appartient, tous ces apprentissages... Avez-vous besoin de plus de temps pour transférer toutes les données dans la sphère ?
– Oui... Encore... »
Dans cette phase il est impératif de rester silencieux et laissons travailler le patient qui, les yeux ouverts, perçoit notre présence rassurante et en profitons pour poursuivre la prise en charge thérapeutique et constater que les paramètres de tension artérielle et de fréquence cardiaque, trop élevés au départ, commencent à se normaliser. Plusieurs minutes s'écoulent, sans un mot de notre part, en présence d'un patient calme, les mains posées sur la surface de sa sphère, et que nous installons ainsi sur son brancard pour débuter le transport.
– « Bien, vous pouvez continuer et profiter de tous les mouvements autour de vous pour apprendre à remarquer les changements qui s'installent en vous.
– Cela chauffe dans mes mains... On dirait un boulet rouge.
– Magnifique, vous pouvez être très fier de ce travail positif, de ce transfert de données que vous réalisez juste pour vous-même aujourd'hui... Un peu comme une mise à jour, comme si vous défragmentiez votre monde intérieur pour le sauvegarder dans votre sphère.
– Oui, je vais la garder pour me souvenir... Faire le vide.
– C'est cela, laissez, si vous le souhaitez, votre corps et votre esprit tisser de nouveaux liens de complicité autour de cette sphère qui deviendra

> votre symbole de changement depuis cette journée particulière qui vous donnera une autre vision du monde et qui le changera aussi un peu au fil du temps... Vous découvrirez alors à chaque fois que vous en aurez besoin comment utiliser toutes ces nouvelles ressources... Je vous félicite.
> – C'est agréable, je me sens vidé mais bien... Je vais la garder près de moi... », conclut-il en regardant avec intensité ce qu'il tenait maintenant entre les mains.
> Cette transe avait pour simple objectif de limiter les réactions vasoconstrictives liées au stress et à la douleur, et de limiter la perception de cette dernière tout en transformant l'expérience en un apprentissage.

Remettre les pendules à l'heure

Les points communs de ces deux techniques sont l'utilisation paradoxale de la douleur physique ou psychique comme moteur d'un changement, ici et maintenant, mais aussi d'un changement beaucoup plus intense et pérenne que nous appelons le changement de type III [22], baptisé ainsi en hommage à Paul Watzlawick.

Il y a dans ces situations difficiles une absence d'induction de transe conventionnelle, partant du principe que le patient est déjà en transe négative, et qu'il faut par conséquent le rejoindre directement là où il est. C'est à la fois un gain de temps et une forme de *mirroring* émotionnel puissant pour l'alliance thérapeutique.

Par ailleurs, nous focalisons volontairement le patient sur sa douleur et le cortège des symptômes connexes, nous les aggravons parfois temporairement par les suggestions initiales, pour « l'accrocher » et commencer à transformer le pire vers le meilleur. La lecture de l'histoire de Damien permet de dénicher toutes les utilisations des situations personnelles ou professionnelles, des attentes, les différents niveaux de dissociation et de confusion induits, toutes les suggestions post-hypnotiques d'apprentissage de l'expérience comme une mémoire de succès, de fierté du travail accompli.

Si un livre ne permet pas de transmettre les nuances paraverbales, vous trouverez en vous cette créativité pour intensifier le pire en début de transe. Le seul prérequis pour avancer sur ce chemin périlleux est de vous sentir bien avec ce changement indispensable à accepter, chez nous, thérapeutes. Nous sommes formés pour aider et soigner coûte que coûte. Ici, nous devons accepter dans un premier temps d'augmenter la souffrance par la focalisation avant de la métamorphoser. Il va sans dire que parfois les émotions, qui sont indispensables au processus, débordent mais elles doivent être respectées, accompagnées et encouragées à des fins thérapeutiques, comme l'a enseigné Ernest L. Rossi lors de son Master-Class.

Nano-induction

Ce terme de Gaston Brosseau [23] est particulièrement approprié en situations difficiles car il évoque des inductions ou approfondissements de transe ultrarapides, de quelques secondes, parfois moins. Ces processus sont d'autant plus intéressants que, en urgences vitales ou dans les services hospitaliers, le temps est compté.

Si les patients des situations difficiles sont le plus souvent en transe négative (phase 1), l'induction n'est plus systématiquement indispensable. Toutefois, comme le remarque Claude Virot dans nos échanges sur le sujet, le passage de la transe à la conscience critique peut-être très rapide et inversement (phase 2bis). À chaque retour en transe, celle-ci est un peu plus profonde et on peut donc « jouer » de ce va-et-vient pour accentuer le phénomène (*fig. 24*).

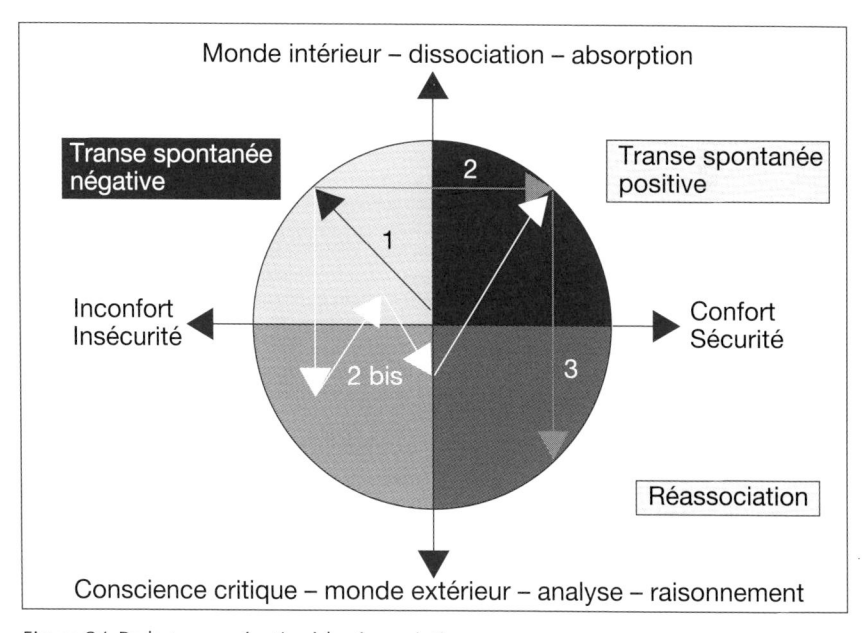

Figure 24. De la transe négative à la réassociation.

Deux options s'offrent alors au soignant.

« Jouer » de l'alternance conscience critique/transe : quelques exemples de réinductions rapides en utilisant le matériel

Exemple
« Laissez vos yeux se poser sur cette petite chambre transparente dans laquelle vous voyez glisser goutte à goutte ce liquide incolore. Vous vous préparez à accueillir tout ce qu'il vous apporte, confort, détente, sérénité... »

Exemple
Si le patient devient acteur de son propre soin :
« C'est très bien, vous pouvez être fier de participer à ce que nous partageons ici. Lorsque vos yeux se seront habitués à ce goutte à goutte paisible, je vous invite à placer vos mains ainsi (mirroring *du soignant avec ses propres mains sur le soluté*), autour de la poche pour la serrer progressivement. Plus la pression augmente, plus les gouttes se transforment en un flux continu qui vous apporte encore plus d'énergie et de sécurité. C'est vous qui contrôlez, mais vraiment, le mieux que vous puissiez faire serait que ce soit une cascade, tant que je ne vous propose pas de ralentir. Magnifique... voilà, vous prenez soin de vous ainsi... Plus le liquide s'écoule en vous et plus vous retrouvez cette force intérieure dont vous avez besoin depuis toujours... »

L'écran du scope est également un inducteur rapide de choix. Particulièrement, la saturation dont la courbe et la valeur peuvent être « contrôlées » par notre sujet.

Exemple
« Prêtez attention si vous le souhaitez, à ces deux courbes du milieu... Vous avez le pouvoir de les modifier à votre guise... C'est étonnant, parfois, l'influence que peut avoir le corps sur ce qui nous entoure, sur notre esprit... Et inversement... Alors dans cette expérience un peu étrange, je vous propose de respirer de mieux en mieux... de prendre le temps de souffler... Voilà, c'est bien, laissez votre corps se débarrasser de tout ce dont il ne veut plus... et regardez ce qui se produit à l'écran, écoutez les variations de la mélodie du bip... Vous avez, vous retrouvez ce pouvoir d'agir sur ce qui vous entoure, de redevenir acteur de votre existence. Le mieux serait d'ailleurs que ce chiffre-là, à gauche, le second en partant du haut et le quatrième à partir du bas, reste entre 92 et 97... Vous allez être curieux de découvrir comment... en jouant avec votre respiration... le rythme... l'amplitude... vous serez capable de le faire diminuer comme de l'augmenter. Et comme vous, plus le chiffre sera haut et mieux vous vous sentirez... C'est étonnant vraiment cette capacité de changer les choses pour se sentir mieux... »

Les supports informatiques mobiles d'aujourd'hui sont des outils intéressants en cas de situations difficiles pour vous aider à prendre soins de vos patients. Sur nos tablettes et téléphones, nous pouvons trouver et garder de courtes vidéos à utiliser régulièrement. Gardez à l'esprit que la musique, la peinture, la sculpture, le cinéma, les séries télé, la littérature sont des sources inépuisables de métaphores, d'idées de transe, d'images et de sons.

Utiliser pour traiter

Exemple (*fig. 25*)

« Si vous le voulez bien, vous allez regarder ce petit film avec attention pendant que le reste de notre équipe et moi-même allons nous occuper aussi de vous... C'est un partenariat entre vous et nous maintenant... Nous nous occupons de votre corps, et pour nous aider, vous vous occupez de votre esprit en même temps... L'idée de cette expérience surprenante est de choisir une petite boule blanche... celle que vous préférez..., prenez votre temps pendant que votre corps respire... Et maintenant, vous laissez vos yeux avoir toute la liberté de suivre le balancement, de cette petite boule blanche... elle va se balancer comme le fait votre thorax quand il respire... de haut en bas... comme les enfant aiment à le faire dans un jardin car le mouvement est grisant, on se sent léger et libre... c'est très bien... ne quittez pas votre force blanche qui voyage dans tous les sens et qui vous donne son énergie, sa légèreté... aussi longtemps que vos yeux la suivent, vos oreilles peuvent entendre des gens, des voix parler autour de vous sans même comprendre ce qu'ils disent, sans même comprendre cette nouvelle langue faite de mots trop compliqués pour s'y intéresser (*cécité attentionnelle induite sur des commentaires potentiellement néfastes pendant la prise en charge*)... Ces voix s'éloignent tandis que l'image se rapproche et vous accompagne avec ma seule voix compréhensible pour vous... Vous continuez de vous occuper de vous-même, et la danse des ballons blancs se fait de plus en plus légère, tout comme ce que vous pouvez ressentir ici et maintenant... »

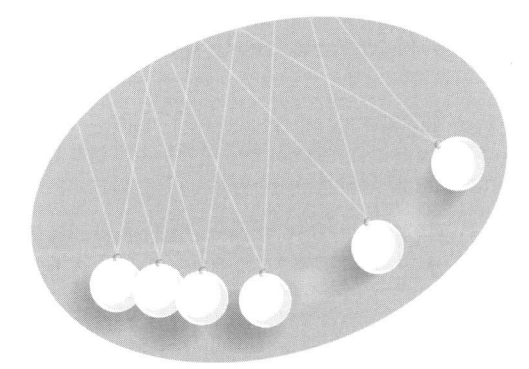

Figure 25. Pendule à boules blanches, en mouvement dans la vidéo utilisée par le thérapeute.

Approfondir la transe débutée

En SMUR, l'utilisation de la communication thérapeutique et de l'hypnose conversationnelle est quasiment systématique, dans une alternance de gestes techniques, de réflexions très cartésiennes et scientifiques liées à la prise en charge d'une pathologie aiguë. Cette approche change radicalement le vécu des patients, des équipes et du praticien. Elle demande simplement une adaptation rapide entre rationalité et créativité.

L'exemple le plus représentatif de cette alternance vient probablement de toutes les interventions concernant la cardiologie. Il faut être en même temps concentré sur l'examen clinique, l'interrogatoire médical conventionnel, l'analyse de l'ECG, les décisions thérapeutiques urgentes et l'accompagnement du patient. Plus le patient se sent en sécurité, plus sa réaction adrénergique est limitée et plus les effets secondaires vasoconstricteurs sont restreints.

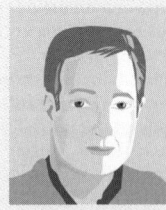

Malaise vagal

Lorsque nous arrivons sur les lieux, M. Carnac a débuté depuis une heure environ un épisode de tachycardie, accompagné de douleurs thoraciques, dyspnée de repos, anxiété, sensation de mort imminente.
Il est assis sur son canapé et bouge dans tous les sens, tente de se lever, se rassoit, agite les bras, se tient la poitrine.
Tout aussi inquiète, sa compagne fait monter la tension dans la pièce : « Il va mourir docteur, faites quelque chose, son frère est mort comme ça ».
Notons cette information utile sur les antécédents familiaux.
À cet instant, le plus difficile est « d'accrocher » le patient, isolé dans sa transe négative, qui n'entend plus rien. Nous choisissons une approche non verbale plus rapide. Pendant que le reste de l'équipe s'affaire à installer le monitoring et à réaliser l'ECG, Franck vient s'assoir auprès de M. Carnac et se met lui aussi à bouger dans tous les sens... Debout, assis, adossé, de côté, il respire vite en phase dans un *mirroring* non verbal volontairement si caricatural cette fois que le patient l'interroge au bout de quelques secondes :
– « Pourquoi vous faites comme moi ?
– Parce que nous sommes une équipe et je veux être au plus près de vos sensations.
– Vous ne pouvez pas comprendre ce que c'est, c'est terrible.
– Vous avez raison, je ne peux pas comprendre mais je peux partager les sensations car toute cette pression qui est en vous est palpable... Même votre épouse la ressent et la transmet...
– C'est pas ma femme d'abord ! »
Le dialogue est établi mais il reste à débuter la transformation.

« Nous sommes là pour nous occuper de vous... Pour ramener le calme dans votre cœur et nous aurons besoin de votre aide pour cela... Pendant que vous entendrez l'inquiétude de votre amie, les bruits du scope, les propos de mes collègues, je vous propose de laisser vos yeux se poser sur mon thorax et de me regarder respirer, simplement... Vous n'avez rien d'autre à faire... Me regarder respirer, et même poser votre main sur mon épaule pour ressentir les mouvements, même peut-être laisser vos paupières se fermer pour ressentir encore plus dans votre main ma respiration... Pour la laisser remonter le long de votre bras, jusque dans vos poumons... Voilà c'est très bien... Ressentez les mouvements de notre respiration... Je vous félicite... C'est parfait...
Dès les premiers mots de cette réplique, Franck a commencé à ralentir sa propre respiration, le débit de ses paroles, l'intensité de sa voix.
« Pendant que je vais regarder votre électrocardiogramme en silence, vous allez porter encore plus d'attention, non seulement à ma respiration sous votre main, mais aussi, de l'autre main, à la perception de mon pouls, là,

juste sous ces deux doigts que j'installe au bon endroit... Intéressez-vous à la différence d'avec le vôtre... Est-il plus ou moins rapide ? »
Dans un mirroring inversé, M. Carnac finit inconsciemment par caler sa respiration sur celle du médecin. Celui-ci analyse en parallèle le tracé, une tachycardie supraventriculaire régulière à complexes fins dite de Bouveret. Il n'y a pas de trouble de la repolarisation associé et c'est le premier épisode.

– « Vous pouvez reprendre votre souffle, votre cœur a choisi tout à l'heure de s'accélérer d'un seul coup, sans crier gare ! Cela arrive parfois, quel que soit l'âge mais il a aussi la capacité de se ralentir, tout comme vous avez si bien su le faire pour votre respiration... Vous sentez cette différence ?
– Oui, mais mes douleurs ? Il paraît qu'un mal comme ça c'est un infarctus ? J'ai vu ça dans Dr House l'autre jour... Je ne sais pas pourquoi je regarde ça d'ailleurs, je déteste la vue du sang. Je suis tombé dans les pommes, une fois, quand ma copine s'est coupée avec une vitre... »
Le patient nous offre là une belle métaphore qui va servir de suggestion puis la stimulation vagale est justement le traitement de la tachycardie de Bouveret. Le médecin profite de cette opportunité pour continuer la discussion à ce sujet.
– « Soyez paisible, votre ECG ne montre rien qui aille dans le sens de l'infarctus dans l'immédiat... Cela dit, c'est très bien, continuez de respirer avec moi et parlez-moi de ce sang qu'il y avait partout quand elle s'est coupée... Vraiment beaucoup ?
– Quel horreur ! Rien que d'y penser, je revois les images...
– C'est très bien... Laissez votre corps s'imprégner et ressentir ce qui vient à la vue de ce sang... Vous pouvez vous en approcher ? Le toucher ? Que se passe-t-il maintenant ? »
Tout en gardant un œil sur le scope et le monitoring, nous utilisons le pire pour aboutir à la solution : une manœuvre vagale hypnotique, le traitement de la tachycardie de Bouveret sans le massage carotidien, les compressions oculaires ou la Striadyne.

– « C'est très bien, je vous félicite encore pour ce courage... Approchez-vous encore de tout ce sang qui coule le long de son bras jusque sur le sol... »
Pendant que M. Carnac visualise cette image terrifiante pour lui, les pulsations de son cœur passent de 186/min à 127/min, et enfin à 82/min.
– « Docteur, ça s'est arrêté d'un coup ! Je ne sens plus rien... C'est magique !
– Rien de magique, simplement la capacité de votre corps et de votre esprit à réagir et s'adapter à ce qu'il y a de mieux pour vous. Ici, faire ralentir votre cœur... accompagné par nos soins. Vous avez bien fait de nous appeler. »

Cette expérience témoigne des phénomènes idéovégétatifs et idéohumoraux de l'état hypnotique maintes fois décrits et enregistrés, particulièrement depuis son utilisation au bloc opératoire et en urgence. Côté soignant, l'important tient à se focaliser sur l'écoute et l'alliance pour enregistrer, au bon moment, l'allusion au malaise vagal à la vue du sang, et ensuite s'autoriser à utiliser, encore une fois, le pire pour le meilleur.

Les cinq sens du patient

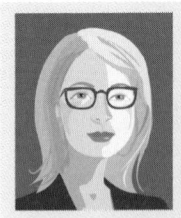

La respiration colorée

À la demande de l'équipe paramédicale, Stéphanie se rend dans le service d'hématologie pour voir une patiente en soins palliatifs. Elle est suivie pour un cancer rénal depuis 1994, avec des métastases au niveau osseux, péritonéal et pulmonaire depuis 2003. Depuis août 2013, elle connaît une progression lombosacro-iliaque de la pathologie avec compression médullaire.

Mme Bréhat est paraplégique et se sent très peu confortable au cours de ses journées, elle pleure et présente des crises d'angoisse. Elle souffre beaucoup, physiquement et psychiquement. Lors de la première rencontre, la patiente a été prévenue de la venue de Stéphanie. Elle est assisse dans son fauteuil, tenant très mal en place car elle glisse souvent. Fatiguée, elle présente également d'étranges mouvements spastiques involontaires et s'endort au milieu de ses phrases. Autour d'elle, une rampe de seringues électriques de morphine, de midazolam, de néfopam et de kétamine, autant de substances qui rendent l'interrogatoire difficile. Mme Bréhat, en pleurs, se décrit comme angoissée surtout le soir, et ajoute qu'elle a déjà eu une expérience avec l'hypnose pour un transport de son domicile au centre hospitalier, accompagnée par une infirmière anesthésiste.

Le premier entretien est extrêmement difficile car elle s'endort à chaque milieu de phrase. Stéphanie a de grosses difficultés à la cerner, elle n'est pas certaine que la dame soit vraiment présente lors de cette rencontre et n'a aucune idée de ce qu'elle va pouvoir faire avec elle. À l'issue de cette séance difficile où le maximum est fait pour recueillir des informations utiles pour la suite, un second rendez-vous est prévu. En sortant de la chambre, Stéphanie envisage de faire une « réification émotionnelle » la prochaine fois, puisque les émotions sont bien présentes. La fois suivante, la communication est toujours aussi difficile. Mme Bréhat est installée au lit, car le fauteuil était trop pénible. Elle lui dit que depuis la dernière fois, elle « a beaucoup pleuré après leur entretien, encore plus que d'habitude, et que ses larmes ont été libératrices car elle se sent un peu mieux ! ». Stéphanie se demande si la patiente lui dit cela pour lui faire plaisir car cela arrive parfois.

Poursuivant son idée de départ, elle tente donc la réification émotionnelle, mais la patiente est totalement incapable de localiser les sensations corporelles qu'elle ressent lorsqu'elle a des crises d'angoisse. Le body-scan hypnotique ne donne rien non plus. Cela démontre une fois de plus qu'il ne sert à rien de préparer une séance à l'avance, le patient qui revient ne sera jamais le même que celui qui est parti la fois précédente.

Changement de cap lorsque la patiente finit par dire : « En fait tout se passe dans ma tête ! ». Une piste... L'air que nous respirons circule partout, y compris dans la tête. Cette technique sera probablement plus facile pour elle.

Une nouvelle orientation vers une « respiration colorée » est choisie : « ... laissez votre esprit attribuer une couleur à votre inspiration, celle que votre inconscient choisira pour vous, même et surtout si elle est surprenante... Et vous me ferez un petit geste lorsque vous aurez trouvé... (*attente impérative du* signaling)... Bien... C'est parfait... Continuez... maintenant, votre corps et une partie de votre esprit restent allongés ainsi à respirer à votre rythme, tandis qu'une autre partie de votre esprit s'installe quelque part ailleurs dans la pièce, pour vous regarder vous-même respirer... suivre en transparence la couleur de l'inspiration circuler dans tout votre corps, comme l'oxygène le fait depuis tant d'années, sans même y penser... Vous serez curieuse de découvrir, passionnée même, que plus votre corps respire de cette couleur, et plus celle-ci s'installe là où vous en avez le plus besoin... Comme si votre corps se coloriait au gré de ses besoins... C'est parfait, prenez le temps de le laisser faire et dites-moi à votre façon lorsque ce sera fait... (*signaling*)... Parfait... L'expérience ne s'arrête pas là car vous allez maintenant pouvoir choisir de la même façon la couleur de votre expiration... oui celle-là... pour qu'à chacun de vos souffles, la partie de vous qui vous observe puisse regarder cette couleur de l'expiration vous débarrasser de tout ce dont vous ne voulez plus dans votre corps ou votre esprit... Tensions, douleurs, émotions qui vous dérangent, tout ce que vous pouvez rejeter dans le monde qui vous entoure... L'univers saura le recycler comme il le fait avec votre gaz carbonique si utile pour les plantes... Vous pouvez être fière aussi de ce partage avec ce qui vous entoure... »

La technique peut être développée, poursuivie avec les mots et la créativité de chacun. Il s'agit là du principe général qui évolue de toute façon d'une fois à l'autre. La dissociation avec l'observateur extérieur renforce énormément le travail actif de la séance. Il est impératif à la fin de bien réassocier l'observateur, pour qu'il devienne ensuite un observateur intérieur « capable de poursuivre désormais nuit et jour, à chaque inspiration et chaque expiration, tout ce qui aura été initié ici et maintenant... » (suggestion post-hypnotique).

L'objectif est donc que cette couleur choisie par Mme Bréhat, le jaune lumineux dit-elle, chasse les idées noires de sa tête. Elle se détend progressivement pendant la séance. Elle semble très réceptive d'après les *minimales cues*, seule façon de savoir où elle en est, car elle est toujours aussi difficilement interrogeable.

Lors du troisième rendez-vous, huit jours plus tard, pour une seconde séance formelle, Stéphanie la retrouve, endormie mais souriante, et plus apaisée. Elle dit qu'elle a passé un bon week-end où « elle n'a que pleurniché ». Habituellement elle emploie le mot « pleurer ». Les mouvements spastiques persistent. Stéphanie lui propose une sphère dynamique, déjà évoquée. C'est l'échec. Alors les mouvements sont utilisés en renouvelant une variante de la respiration colorée les incluant comme des décharges, des tensions corporelles et des émotions. Elle se met à pleurer pendant la transe. Elle est installée sur un matelas à air dont la pompe fait un bruit permanent. Ce dernier est aussi associé à la respiration avec la suggestion qu'à chaque bruit de la pompe, sa respiration et renforcée, plus libératrice.

Lors de la quatrième rencontre deux semaines plus tard, Stéphanie voit d'abord l'équipe paramédicale qui lui dit que la patiente est beaucoup moins angoissée, qu'elle pleure moins, qu'elle se sent « bizarrement » mieux. Un bon retour de l'équipe médicale confirme l'évolution positive. Dans la chambre, Mme Bréhat accueille Stéphanie avec un sourire jusqu'aux oreilles, lui dit qu'elle a réussi à trouver le calme lorsqu'elle a ressenti des situations angoissantes dans l'intervalle. Elle est heureuse d'avoir pu réutiliser seule la technique et demande de la revivre une troisième fois ce matin-là. Ce sera alors un mélange d'hétéro- et d'autohypnose.

À la fin, il est convenu que la prochaine fois ne sera qu'une visite de courtoisie avant son retour chez elle pour une hospitalisation à domicile (HAD). L'équilibre précaire des soins palliatifs a retardé sa sortie en raison d'un syndrome infectieux, nous rappelant que rien n'est acquis et qu'à chaque instant tout peut-être à recommencer. Le découragement fréquent des patients dans ce contexte nécessite un ajustement permanent.

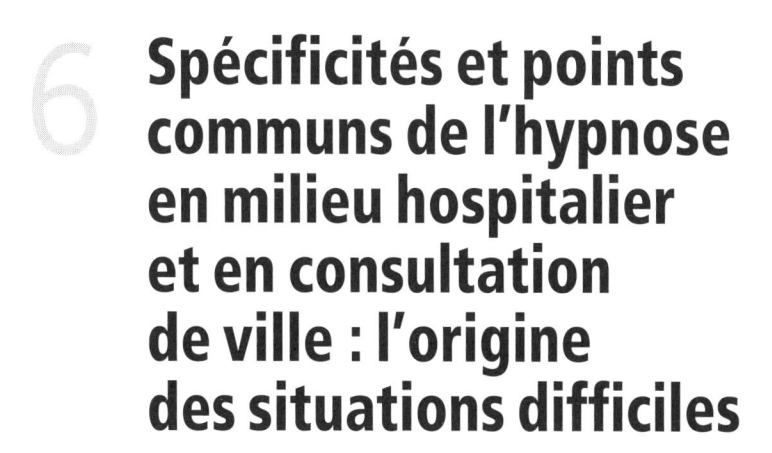

6 Spécificités et points communs de l'hypnose en milieu hospitalier et en consultation de ville : l'origine des situations difficiles

Spécificités du milieu hospitalier

Spécificités liées au patient

Du brancardier à l'aide-soignant, à l'infirmière ou au médecin, toutes spécialités confondues, il est fréquent de se retrouver face à un patient inconnu, et qui, confronté à la douleur, l'urgence, ou à un geste technique, doit être accompagné dans une transe thérapeutique par la communication thérapeutique, l'hypnose conversationnelle ou formelle.

Un esprit cartésien tendrait à penser que plus le patient est anxieux, plus il sera difficile de l'aider. Au contraire, plus le patient est en transe négative, plus il se sent mal et plus il sera facile d'atteindre les objectifs.

Tous les éléments de la transe négative seront les ingrédients du processus de transformation. L'induction devient pratiquement inutile puisque le processus de conscience modifiée est déjà engagé lors de la rencontre. Au-delà des bénéfices émotionnels attendus, c'est aussi un gain de temps considérable que d'aller chercher le patient dans sa transe négative pour l'accompagner vers la transe positive plutôt que de vouloir le réassocier dans une première étape pour, secondairement, ré-induire une nouvelle transe. Cette approche est développée dans les chapitres 5 et 7.

Un cheminement initial devra être mené par les thérapeutes qui leur permettra d'apprendre à s'autoriser une certaine improvisation et à accepter l'expression émotionnelle parfois intense de leurs patients. Ils y trouveront des solutions, des pistes. L'objectif étant d'apprendre à surfer sur cette *vague énergique qu'est la* transe négative.

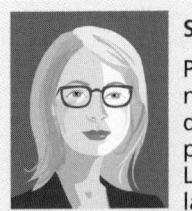

> **Stéphanie et le patient-médecin**
>
> Pendant ses premiers mois de pratique hypnotique il n'existait pas d'espace dédié à l'hypnose ericksonienne dans le service hospitalier d'hémato-oncologie où Stéphanie travaillait.
> Les médecins devant réaliser un geste douloureux venaient la chercher là où elle se trouvait, dans une chambre ou une salle de prélèvement, déjà occupée par un patient. Difficile de les faire attendre. Juste le temps de prévenir le cadre infirmier à qui il ne restait plus qu'à adapter l'activité du service pour pallier son absence temporaire.
>
> Ce jour-là, il s'agit d'un patient du service voisin venu pour une biopsie ostéomédullaire. Elle ne l'a jamais rencontré. Il est médecin à la retraite... Elle se retrouve donc au milieu d'un service qui n'est pas le sien, face à un patient inconnu, un médecin pressé et les regards des autres infirmières interpellées par son intervention dans leurs unités de soins. Il subsiste encore aujourd'hui une méfiance relative face à l'hypnose, même dans le monde de la santé. Heureusement, cela tend à disparaître grâce aux formations et aux informations plus largement transmises. Avant de s'occuper du patient, Stéphanie rassure ses collègues en leur expliquant que son intervention leur permettra de poursuivre leur journée tout en étant déchargées de ce patient. Leur planning s'en trouvera donc allégé. Le but étant qu'elles ne se sentent pas frustrées par cette tierce personne intervenant à leur place. La cause est alors entendue.
> Ce préalable diplomatique est indispensable pour permettre aux équipes soignantes d'accepter une situation inédite. Pour ces professionnels, comme pour tout un chacun, la résistance au changement existe.
>
> Pendant ce temps, le patient est dans son lit, prêt pour l'examen. Stéphanie se présente « comme une infirmière du service d'hématologie à côté (*repères*), elle explique qu'ils seront amenés à se revoir (*projection dans le futur*), qu'elle est là pour l'accompagner lui (*alliance*) ».
> D'entrée, le patient se montre très angoissé, ce qui se révèle être toujours un atout, car plus l'inquiétude sera forte, mieux l'intervention fonctionnera. L'hypnothérapeute saura utiliser cette souffrance. Tout comme, lors d'une intervention SMUR, la profonde transe négative initiale est le levier d'un changement vers la transe positive (cf. chapitre 2).
> L'hématologiste du service n'était pas très à l'aise non plus à l'idée de réaliser un geste sur un confrère, amplifiant ainsi la charge émotionnelle dans la pièce. L'hypnose appliquée ici a permis à tout le monde de partager une expérience de confort. Le technicien a pu se concentrer pleinement sur son geste, laissant à Stéphanie l'accompagnement vers un « lieu sûr » et facilitant la dissociation corps-esprit du patient.

> *L'approche s'est faite en sollicitant l'esprit cartésien et scientifique du médecin retraité, évoquant d'abord sa respiration, puis les modifications induites par le protoxyde d'azote associé, le parcours de l'air dans son corps, l'évolution des sensations, pour laisser finalement son corps ici et son esprit s'évader ailleurs, dans un phénomène ondulatoire.*
>
> « Prenez progressivement conscience que votre corps sait faire plein de choses tout seul, sans même vous en rendre compte... Il respire tout seul... il digère tout seul... Finalement... il ne fait rien aussi tout seul... (*confusion*)... Ici, c'est pareil avec ce que vous respirez... sans rien faire... tout se déplace tout seul dans votre corps... vous n'avez rien à faire [23]... pour que tout se passe bien... votre corps va donc faire tout ce qu'il sait déjà faire naturellement et rien de plus... Respirez les molécules, elles sauront comment vous apporter la détente... partez à la découverte d'autres parties de votre corps... »
>
> Le retour d'expérience a été très positif de la part du patient-médecin, qui au passage, a pris conscience de sa capacité, inconnue jusque-là, à expérimenter la transe. Il a même ajouté à l'hématologiste : « Vous avez bien de la chance de pouvoir travailler dans d'aussi bonnes conditions... »

L'observation fine des *minimal cues* [3] permet de s'assurer que le patient suit bien le processus de transe en voie de transformation vers le confort et la sécurité. Le lieu sûr (LS) s'enchaîne ensuite en douceur grâce à un choix précis du vocabulaire et du paraverbal pour que ce LS soit le plus sécurisant et le plus confortable possible. Un échappement est toujours à craindre et à anticiper pendant les phases les plus potentiellement douloureuses de l'examen (*fig. 26*).

Dans cet exemple, comme en SMUR ou au bloc opératoire, gardons à l'esprit les contraintes d'observation liées à la situation. Si le patient est allongé à plat ventre, un masque sur le visage, une partie de la tête dans les champs et les draps, il appartient au thérapeute de s'installer et d'être doublement vigilant au moindre changement d'expression, aux plus petits gestes inconscients qui parlent tant. Des émotions positives ou négatives peuvent émerger à chaque instant, elles sont ratifiées et incluses dans la transe, et jamais ignorées. *« Je vois des larmes venir... c'est très bien, laissez votre corps continuer de faire tout seul ce qu'il y a de mieux pour vous... libérez-vous paisiblement de toutes les tensions, de tout ce qui vous encombre... Vous pouvez être fier de ce courage... »*

Le thérapeute reste discret, accompagne, autorise les silences et le travail intérieur, observe, sécurise et accepte tout ce qui arrive comme une aubaine...

Dans ces circonstances où la réponse et l'action doivent prendre place dans « *l'ici et maintenant* », il ne saurait être question de réaliser un

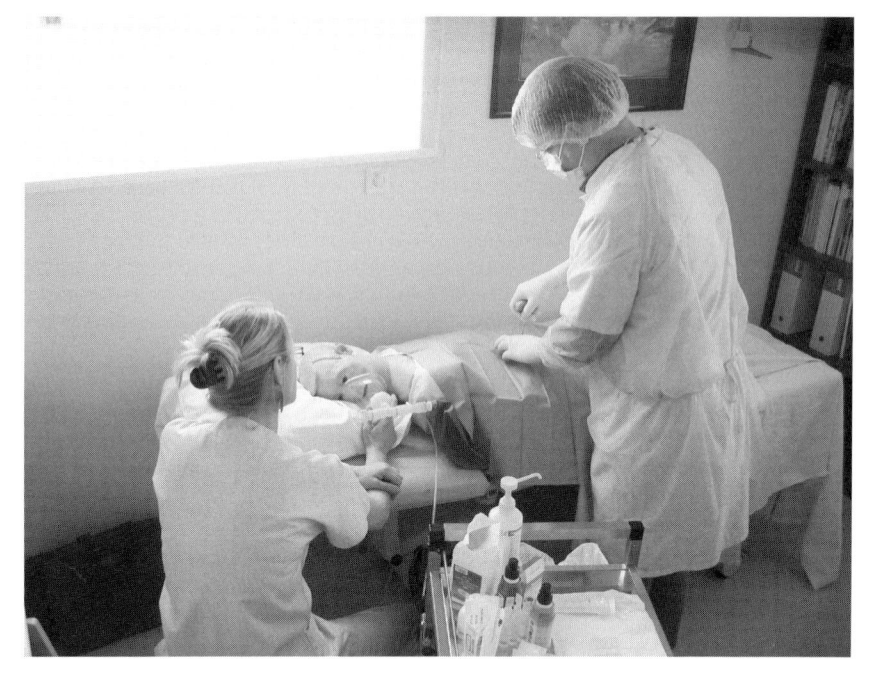

Figure 26. Biopsie ostéomédullaire.

premier entretien tel qu'il est pratiqué en consultation de ville sur rendez-vous. Ainsi, le thérapeute ne sait rien du génogramme, de l'histoire, des croyances, des valeurs et des peurs du patient. Il faut improviser dans la minute, travailler sans filet, observer les trois niveaux de langage du patient et tout ce qui va pouvoir aider l'accompagnement. L'improvisation est totale, utilisant le moindre indice recueilli, la plus petite métaphore soufflée par notre partenaire de communication. Tout cela nous offre ce dont nous avons besoin pour imaginer la transe à venir, identifier le canal sensoriel privilégié du patient afin de communiquer sur la bonne longueur d'onde, déterminer s'il est plutôt cerveau gauche, rationnel et cartésien ou plutôt cerveau droit, créatif et imaginatif. Dans cette phase initiale de la rencontre qui parfois ne dure que quelques secondes ou minutes, le soignant s'ouvrira de ses cinq sens et du sixième, *l'intuition émotionnelle*...

Contrairement aux consultations en ville ou à celles des Centres antidouleur qui sont programmées, le patient hospitalisé ne vient pas pour vivre l'expérience de l'hypnose en connaissance de cause. Il ignore souvent

Spécificités et points communs de l'hypnose en milieu hospitalier et en consultation de ville

jusqu'à son existence. Par manque de temps, ces techniques seront utilisées sans préambule, sans que le thérapeute ne puisse prévenir ou expliquer. C'est seulement dans un second temps, après le geste ou le soin, que le soignant pourra revenir sur les détails.

Si le patient peut ici développer une certaine résistance à la transe, celle-ci sera liée à sa douleur, son agitation, ses peurs de l'instant mais à l'abri des interrogations sur l'hypnose en elle-même puisqu'il ne sait pas encore qu'elle sera employée.

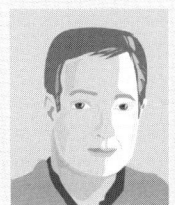

Récit d'une urgence

La sonnerie du téléphone résonne au milieu de la nuit. L'appel concerne une femme enceinte de huit mois et trois semaines qui souffre d'une luxation de rotule gauche. Elle est, de plus, coincée au creux du pouf de son salon. Elle ne peut plus bouger. Les pompiers envoyés à la rescousse restent impuissants car le simple contact d'un tissu semble lui arracher la jambe. La porter pour l'allonger sur un brancard n'est même pas envisageable...

La douleur est subjective, personnelle, variable et ne se partage pas. Seule compte la perception de la patiente, d'où notre intervention pour tenter d'apporter une solution.

Au milieu de ses cris, le décor calme et paisible de l'appartement contraste avec le visage torturé et fixe de la jeune femme. Sa jambe gauche, en flexion, figée et contractée tel un bloc de béton ne tolère aucun mouvement. Plus haut, la fragile rondeur prononcée de son ventre exclut l'usage habituel d'une puissante chimie antalgique. Motivé par des expériences antérieures de ce type, nous optons pour une communication thérapeutique paradoxale. Après les présentations d'usage et lui ayant demandé son prénom, pendant que le reste de l'équipe installe le matériel de monitoring, nous engageons une conversation qui peut sembler décalée de prime abord :
– « Amandine, pendant que toutes les autres personnes ici présentes gèrent le reste de votre corps (*dissociation*), je vous invite à m'accompagner jusqu'à votre rotule gauche. Seriez-vous d'accord pour ne vous intéresser qu'à elle pour l'instant ?
– Euh... oui », dit-elle étonnée...
– « C'est parfait, vous êtes très courageuse... Je vous félicite de relever ce défi. Alors, laissez tout votre esprit descendre dans ce genou-là, tout dur et figé. Je ne sais même pas si, tout occupée à sa douleur très intense, elle va être capable de sentir le contact de ma main qui se pose sur sa rotule coincée. Qu'en dites-vous ? (*ratification du problème pour créer l'alliance en abordant la patiente dans sa transe négative*)
– Euhhh...

– Vous voyez, pendant que tous ces gens s'occupent de vous et du confort de votre bébé... C'est un garçon ou une fille ? » (*surprise par changement brutal de sujet vers du positif*)
– Hein ? Euhh une fille...
– Magnifique, quelle chance !... Profitez-en pour venir tourner autour de cette douleur intéressante... Vous la sentez palpiter ? Un peu comme un nouveau cœur en vous ? (*retour dans le négatif pour commencer une réification*)
– Oui, on dirait ça..., c'est étrange...
– Allez encore plus près. À quoi cela vous fait-il penser cette tension toute coincée là, comme ce genou et cette jambe au bout du genou ? (*réification et confusion*)
– Euhhh, comme si c'était en pierre.
– Quelle belle image... Et qu'est-ce qui pour vous est le plus éloigné, le plus contraire à de la pierre dans l'univers ? (*inversion du négatif vers le positif*)
Durant ce dialogue, la main de l'hypnothérapeute est posée sur la rotule et perçoit la tension des muscles et le figement de l'articulation verrouillée.

– « Par exemple, si le bas est au haut, le froid est au chaud, la pierre est à... ? (*confusion, jeu*)
– L'eau ? La pierre est à l'eau !, dit-elle en riant de sa rime inconsciente.
– C'est magnifique Amandine, vous avez trouvé votre solution... Alors maintenant, pendant que mon collègue va gonfler ce brassard autour de ce bras de l'autre côté (*dissociation*), vous allez pourvoir vous intéresser maintenant à cette autre sensation... Et plus vous sentirez la pression forte autour de votre bras, plus vous laisserez une partie de vous-même rejoindre votre bébé (*implication : plus... alors plus*) qui est lui aussi dans l'eau, si confortable, et vous, vous en profiterez pour prendre un bain tout chaud et relaxant avec lui. Le tout premier que vous partagerez dans cette belle expérience d'aujourd'hui... (« *enfant* » *devient une ressource et complicité naissante*). Vous allez pouvoir vous laisser porter par les flots paisibles et vous abandonner à ce confort intérieur... Vous et tout votre corps, qui deviendra lui-même chaque goutte d'eau, chaque vague, liquide et fluctuante, ondulante, s'écoulant, aussi fluide et limpide qu'une mer (*jeu de mot phonétique avec mère*) calme et ruisselante... (*dissociation, suggestion de fluidité*). Devenez cette eau, devenez chaque molécule ».
La sensation explicite entre les doigts confirme que ce processus de liquéfaction métaphorique et dissociatif s'étend jusqu'au genou qui, à son tour, devient flasque... Jusqu'au retour quasi spontané de la rotule dans sa loge qui nous surprend aussi.
Ni la patiente, ni les personnes présentes ne se rendent compte de rien à cet instant.

– « C'est très bien Amandine, vous pouvez poursuivre ce moment privilégié avec votre fille qui va vous rejoindre dans quelques jours (*projection positive dans le futur*). Elle profite elle aussi de cette magie... C'est une complicité entre vous... Et pendant que vous flottez ainsi entre deux eaux, vous pouvez à nouveau laisser une partie de vous, celle qui vous intéresse

le plus, venir faire un petit aller et retour dans votre genou pour prendre conscience des changements que votre corps a su installer sans même vous en rendre compte (*Ratification du changement*). Alors vous garderez pour le reste de la nuit et tous les jours, les mois à venir, le souvenir de ce bain un peu étrange qui vous aura appris quelque chose d'intéressant et d'utile sur vous... (*suggestions post-hypnotiques [SPH] d'un futur positif*). Votre capacité à changer et vous libérer de tout ce dont vous ne voulez plus pour vous consacrer au bien-être partagé avec votre fille... (*renfort de complicité avec enfant ressource*).
– Mais ma rotule est touj'... Comment ça !? Elle est revenue à sa place !!?? C'est impossible je n'ai rien senti !
– Félicitations encore Amandine. Je suis certain que dans quelques jours, vous saurez aussi comment utiliser cette compétence de fluidité pour accueillir votre fille... » (*SPH et allusion au prochain accouchement*).
Quelques instants plus tard, Amandine dont la luxation a été réduite sans perfusion ni antalgique, après environ 5 minutes de voyage intérieur, fait une réflexion inattendue adressée à son mari, alors que le sujet n'avait jamais été abordé de façon explicite :

《 C'est bizarre, on dirait qu'il m'a hypnotisé la jambe ! **》**

Cette expérience nous démontre que l'hypnose conversationnelle peut être utilisée dans des situations d'urgence algique, sans autres préliminaire, explication ou premier entretien. Dans ces circonstances, les patients présentent tous les signes de la transe intuitive : confusion, surprise, projection, suggestions indirectes. L'ensemble des techniques de dissociation, confusion, surprise, projection, suggestions indirectes bien connues sont réunies. Les thérapeutes doivent alors accepter de se « jeter à l'eau », sans réticence pour cette approche particulière.

Dans le cas clinique que nous venons d'évoquer, on reconnaîtra le processus de création en quatre étapes décrites par Ernest Rossi [20] (*fig. 27 A et B*) : la première étape consiste à laisser apparaître une idée et à commencer à travailler sur un problème. La deuxième s'apparente parfois à une expérience difficile de lutte et de conflit interne pour tenter de résoudre le problème. La troisième est l'instant créatif dans lequel se produit un éclair de compréhension. La quatrième est le moment où l'on vérifie avec bonheur que l'on a bien trouvé la solution au problème posé.

Cette évolution en quatre étapes suit habituellement un rythme physiologique de deux heures, mais celle-ci peut être resserrée durant le temps imparti à une séance d'hypnose conversationnelle ou formelle.

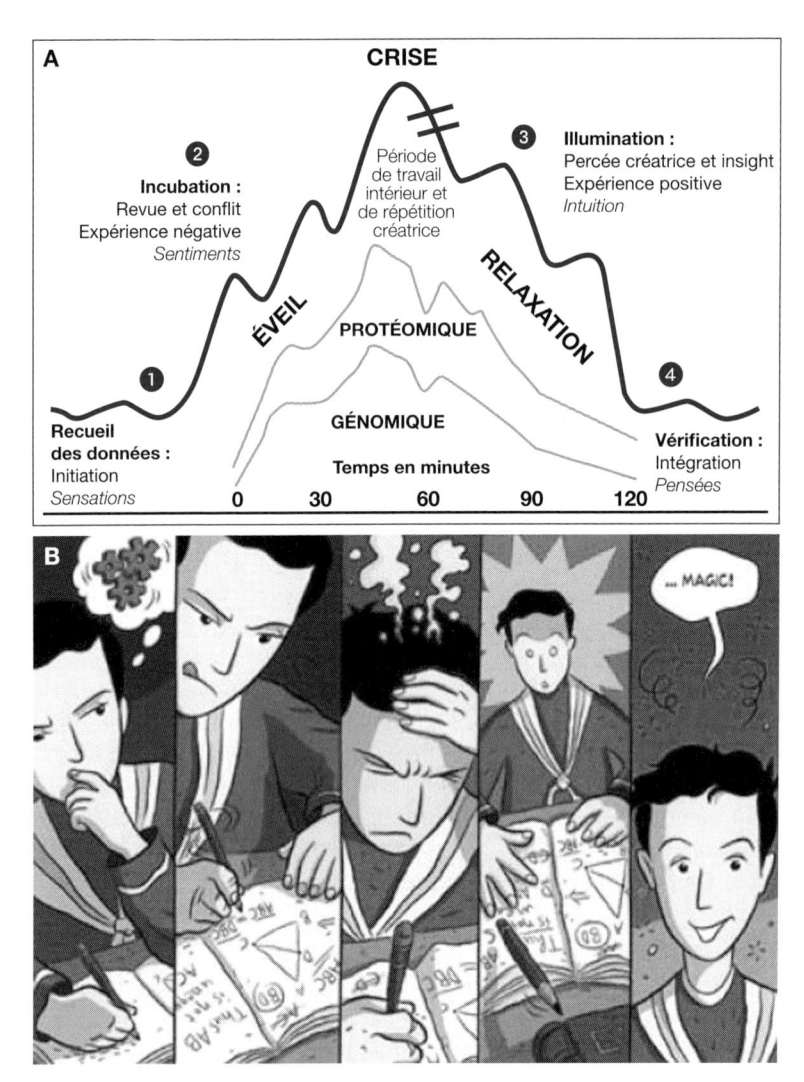

Figure 27 A et B. Processus de création en quatre étapes, selon E. Rossi.

Spécificités liées au soignant : développer le thème de la communication thérapeutique

En choisissant un métier de soins, nous recherchons avant tout un métier basé sur les relations et l'aide envers l'autre, l'humain, un métier de contacts. Or, dans la réalité de l'hôpital, de par l'évolution de la traçabilité des actes, la charge de travail, le personnel réduit, les soignants se retrouvent plus souvent devant un écran à régler des tâches administratives que devant un patient !

Il arrive fréquemment de penser à l'acte de soins avant de penser au patient lui-même, qui devient alors « l'appendicite de la 12 fenêtre » ou « la perf de la 32 porte », en lieu et place de Mme Martin ou de M. Durand. Plutôt que de se former aux techniques de communication, la relation au patient devient accessoire au profit de l'acte, ou du suivi administratif. Les soignants sont souvent parasités par l'organisation et les protocoles, et cela implique que le patient soit moins soutenu, mais aussi que le soignant soit moins épanoui dans son activité. Celle-ci finit par devenir un travail à la chaîne, perdant de son humanité et conduisant parfois au burn-out.

La formation en communication thérapeutique et en hypnose médicale permet de changer sa perception, sa façon de travailler, de remettre la relation au premier plan. Le patient en est heureux et rassuré, le soignant aussi, et contrairement aux idées reçues, cette pratique ne fait pas perdre de temps. Même s'il n'est pas possible de rester longtemps dans chaque chambre, le temps consacré au patient l'est complètement, dans une profonde relation ici et maintenant. L'acte de présence se fait « avec le patient », par le regard, le contact, la voix, l'empathie et non simplement *« dans la chambre pour faire quelque chose sur lui »*. Le temps passé n'est pas plus long, mais il est utilisé différemment.

Enfin, cette pratique a des effets durables, car une fois cette *alliance thérapeutique* réalisée, le patient plus confiant se montrera aussi plus disponible aux soins, plus accessible, et le gain de temps sera profitable pour tous.

Ceci est encore plus vrai avec les enfants : plus besoin de « négocier » de longues minutes pour permettre l'approche du soignant ou faire un pansement. Plus besoin de contentions, comme on pouvait le voir encore il n'y a pas si longtemps, pour une suture durant laquelle le bambin se retrouvait hurlant et maintenu dans un drap par trois personnes pour qu'il cesse de bouger.

Spécificités liées à la situation

Un autre aspect important de la spécificité hospitalière est lié au contexte. *La communication thérapeutique ou l'hypnose deviennent un outil pour la réalisation d'un geste ou d'un soin.* Elles sont considérées comme une annexe thérapeutique, alors qu'en consultation de ville, en psychothérapie, elles constituent la colonne vertébrale de la séance.

Dans les activités d'hémato-oncologie comme de Smur, elles permettent un abord différent de la douleur aiguë liée au geste technique. Elles sont utilisées en même temps que le soin : pose de perfusion périphérique ou sur chambre implantable, pose d'une voie centrale sous-clavière ou jugulaire, pansements douloureux, biopsies, prélèvements comme les myélogrammes, biopsies ostéo-médullaires, gaz du sang, ponctions d'ascite, pleurale, pose et ablation de drains, fibroscopie, cardioversion, réduction de fracture, de luxations, désincarcération... La liste est longue de toutes les situations algiques où l'hypnose peut venir, seule ou en complément d'anesthésie locale, locorégionale, ou du protoxyde d'azote, apporter un confort à l'acte tant pour le patient que pour l'équipe soignante. Les doses d'analgésiques seront alors très inférieures, limitant les effets secondaires, les durées d'hospitalisation.

De cette association entre hypnose et soins découle une conséquence importante pour l'infirmière ou le médecin : le soignant doit être à la fois dans la transe et l'accompagnement créatif et dans le geste technique cartésien. Une dissociation complémentaire qui exige de sa part une bonne expérience dans ces deux champs de compétence lui permettant le « lâcher-prise », d'un côté comme de l'autre. Ajoutons à cela qu'à l'hôpital le passage peut être rapide voire immédiat d'une activité à l'autre, sans aucun temps de transition.

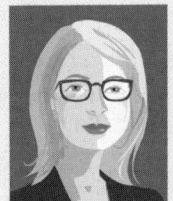

En musique

Une patiente doit subir un prélèvement artériel au poignet pour prélever des gaz du sang (GDS). Elle a déjà expérimenté cette ponction douloureuse et en est très angoissée à l'avance. En parallèle, l'infirmière ressent elle-même une certaine pression. Elle tente le geste et échoue à deux reprises. Elle décide alors de demander de l'aide à Stéphanie, part à sa recherche et la trouve affairée dans une autre chambre auprès d'un patient. Agacée par ces deux échecs successifs, on sent la tension et l'énervement l'envahir.

Stéphanie change instinctivement le timbre de sa voix face à sa collègue, cela permet d'abaisser la tension environnante, de calmer le jeu. Le non-verbal et le paraverbal sont ici très efficaces. « On va y retourner ensemble... faire les choses paisiblement... tout va bien... respire cinq minutes ».

Elles retrouvent ensemble la patiente dans la salle de prélèvement, un pansement autour de chaque poignet.

Stéphanie commence par écarter le chariot de soin (*c'est un point capital lors de la rencontre avec le patient : adopter une attitude non verbale puissante pour montrer que le patient passe avant le geste, et que le soignant vient d'abord pour lui en tant qu'être humain*), puis s'adresse à la patiente et lui annonce qu'elle va l'*accompagner*. Au même moment, elle repère un lecteur de CD dans la pièce. Elle lui serre la main et s'installe face à elle sur un tabouret (*position intermédiaire au même niveau*). Le « face à elle » est important ici pour lui montrer que ce ne sont pas les poignets qui comptent, mais bien elle, la patiente. Son inconscient a en effet gardé bien présent le souvenir de l'infirmière assise quelques minutes plus tôt sur sa droite, puis sa gauche. Le non-verbal change beaucoup de choses dans l'expression des priorités, en particulier le prélèvement redouté n'est pas le premier objectif de Stéphanie.

Coup de chance, lorsque, sur le ton de la conversation, Stéphanie lui demande ce qu'elle aime faire pour se détendre, la dame lui parle de sa passion pour le yoga. Aussitôt intégré, ce thème les conduira à utiliser la respiration, la détente, la musique – grâce au lecteur de CD repéré arrivant dans la pièce (*observation de l'environnement*), l'adaptation du corps à l'esprit et inversement.

Dans ce contexte, le point essentiel est l'approche initiale qui vise à éliminer prioritairement le problème-triade (chariot, ponction, douleur). Les secondes consacrées à cette phase de diversion seront ensuite largement récupérées au cours de la ponction qui pourra être effectuée rapidement et dans de bien meilleures conditions psychologiques. La patiente et l'infirmière se détendent l'une et l'autre...

L'atmosphère est propice à présent pour retirer les pansements dans le calme et la sérénité. Tout en poursuivant la transe, Stéphanie réalise son geste, appliquant alors une technique classique : lieu sûr, activités de loisirs, etc. Au moment de la réassociation, le prélèvement est déjà parti pour le laboratoire. À son retour en conscience critique, la patiente s'étonne et demande même, observant l'absence des tubes, si le prélèvement a bien été réalisé...

On voit ici comment chacun peut tirer bénéfice de cet accompagnement : un geste réalisé sans douleur pour la patiente, la découverte de la technique et de son intérêt en situations difficiles, pour l'infirmière, inquiète au départ ; un bon entrainement à la volée pour Stéphanie... Ces bénéfices sont amplifiés par la parfaite synchronisation de l'équipe. Quand tout le monde agit dans le même sens, le travail en équipe devient une ressource puissante.

Enfin, parmi les spécificités du milieu hospitalier, on recense les nombreux « parasites » de la transe : le bruit, l'activité incessante, la présence d'une équipe qui n'est pas directement impliquée, voire même parfois résistante à la relation hypnotique, tous ces éléments peuvent être considérés comme des freins.

En réalité, l'utilisation positive de ces parasites conduit à une prise de conscience progressive de l'intérêt de cette pratique, tant pour le patient que pour le système de soins dans son ensemble. Ce sujet fait l'objet, dans cet ouvrage, de plusieurs propositions techniques.

Spécificités de l'activité en ville

Loin du monde hospitalier, la consultation en cabinet libéral offre un confort d'organisation, dans lequel le praticien gère son emploi du temps, son espace de consultation – chaque jour identique, dédié à son activité et à l'abri de la plupart des parasites. De plus, de par cette activité de consultation, il peut se consacrer à temps plein aux rencontres thérapeutiques, sans interférence avec les activités techniques.

Cette alliance thérapeutique pourra être initiée dès la prise de rendez-vous téléphonique puisque la plupart des hypnothérapeutes de ville choisissent de prendre les rendez-vous directement afin d'établir un lien avec le patient dès le premier appel, afin d'évaluer son implication et sa disponibilité pour cette thérapie. Ce premier échange verbal peut d'ailleurs être déjà thérapeutique en lui-même, par les messages indirects suggérés au patient, et, éventuellement, par les premières prescriptions de symptômes, d'observation ou de tâches.

Espace de consultation

L'aménagement de l'espace de consultation est important. Il sera symbolisé par l'installation de deux fauteuils confortables, évoquant toutefois plutôt le dynamisme que l'abandon (éviter les canapés et les fauteuils stressless allongés), et surtout par l'absence de bureau entre le patient et le thérapeute.

Le respect de la position intermédiaire, voire basse, privilégie le choix du fauteuil par le patient. D'ailleurs, si au fil des séances le patient change de place, cela pourra mettre en évidence son évolution dans la thérapie.

Utilisation de l'art comme technique de communication

Lors de la prescription de tâches, certains patients peuvent être amenés à laisser sur place le résultat de leurs travaux créatifs. Ceux-ci serviront alors d'exemple métaphorique et pourront par la suite être l'occasion de discussions et d'inspirations de transe. Ainsi, pour la prescription des « trois dessins » issue de Joyce Mills [24], nous avions choisi d'exposer dans notre cabinet les œuvres de certains de nos patients. Ils furent par la suite l'occasion de discussions et d'inspirations de transe (*fig. 28 A à D*).

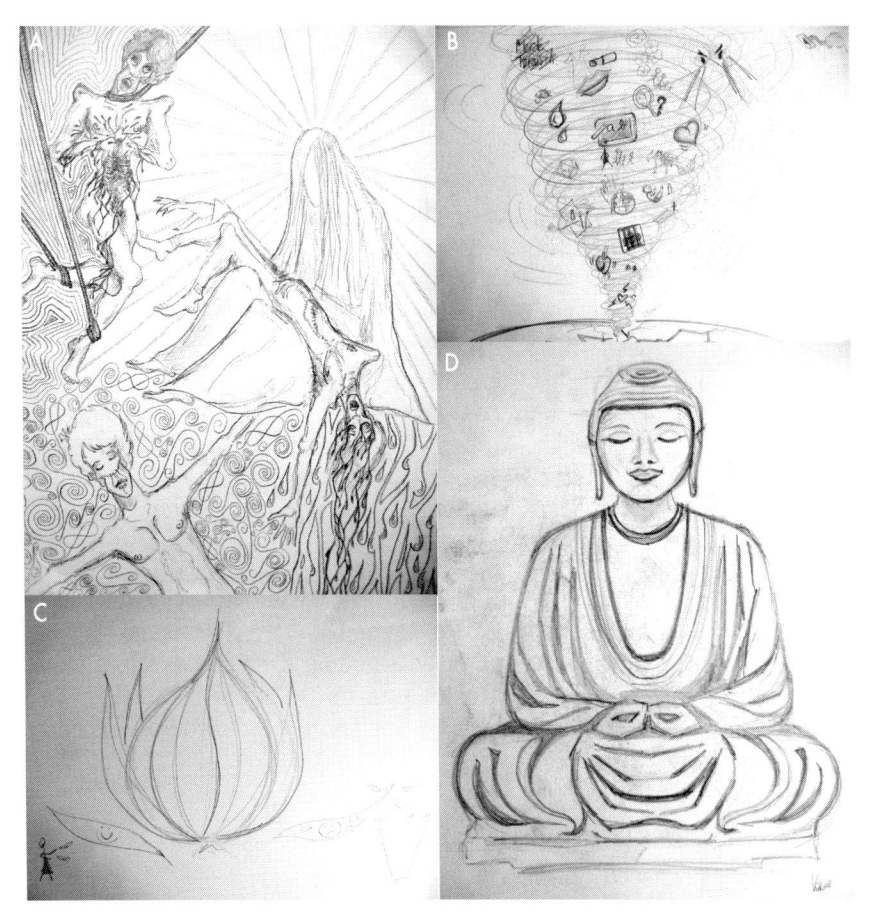

Figure 28 A à D. A. Patient 1 : les trois dessins sont réalisés sur la même page, en haut ce qui l'amène, en bas la fin de la thérapie, sur la droite le passage.
B, C, D. Patient 2 : les trois dessins ont été faits sur des feuilles séparées.

Le principe est d'exploiter systématiquement les premières images qui viennent à l'esprit, intuitivement, sans réflexion, même si elles paraissent surprenantes, voire farfelues. Seule compte en fait la réponse instantanée, inconsciente, délivrée de toute rationalité. Prescrite entre le premier et le second entretien, cette tâche soulève en général de grandes émotions qui seront utilisées ensuite pendant le processus thérapeutique. Bien entendu, le thérapeute ne se livrera à aucune interprétation.

– La première image représente la première pensée apparue chez le patient pour répondre à la question « *Qu'est-ce qui vous amène ? Pour vous, quelle serait l'image qui symboliserait le plus votre problème* ».

– La deuxième image est « *celle de la fin de la thérapie* », le jour où l'on se dit au revoir, lorsque le patient a trouvé ce qu'il était venu chercher.

– La troisième image : après avoir éloigné ces deux images de son regard pendant 48 heures, le patient les pose ensuite côte à côte sur une table et réalise « *l'image de ce qui serait pour lui le passage entre la première et celle de la fin* ».

Deux patientes ont ainsi particulièrement marqué notre mémoire à l'issue de cet exercice des trois dessins, et après cinq à six séances, ont même poursuivi dans cette voie artistique : la première en réalisant des expositions de peinture, inspirée par ce qu'elle avait fait en thérapie, la seconde en quittant sa profession initiale d'enseignante pour se lancer professionnellement dans la création d'icônes selon des procédés traditionnels, jusqu'à obtenir d'intéressants contrats artistiques auprès de paroisses anglicanes.

Pour ces deux patientes, la situation difficile ne provenait ni de l'environnement ni de parasites, mais s'exprimait par un niveau émotionnel très élevé, observé dès le début de la thérapie. Depuis des mois, voire des années, ces femmes ressentaient une sensation de blocage en lien avec leurs activités professionnelles respectives. La réalisation de cette tâche a fait office de révélateur.

Suivi thérapeutique

Tous ces échanges et interactions ne sont possibles :

– que lorsqu'un espace de consultation dédié est attribué au thérapeute ;

– que lorsque le patient est suivi durant plusieurs séances, dans une réelle stratégie thérapeutique.

L'hôpital est encore peu adapté à cette approche : il n'y a pas assez de lieux strictement réservés à cet usage et le suivi au long cours se pratique trop rarement. Mais les choses changent progressivement, et certains centres hospitaliers ont favorisé la création de consultations spécialisées au sein des unités.

La pratique de ville reste un lieu privilégié, permettant au thérapeute de mettre en place une relation sur plusieurs séances avec son patient tout en restant dans le cadre d'une thérapie brève. Un premier entretien avec la réalisation d'un génogramme sera possible et une véritable alliance se tissera ainsi au fil des rencontres.

Points communs entre consultations de ville et hospitalières

L'activité de consultations au sein de l'Unité d'évaluation et de traitement de la douleur (UETD) est, dans cet ouvrage, rapprochée de la consultation de ville car les patients y sont adressés par les médecins et psychologues du service et sont reçus pour un suivi thérapeutique en hypnose et pour des thérapies brèves. Cette partie de l'activité se rapproche donc de l'hypnothérapie en cabinet.

À l'opposé, les séances réalisées en hémato-oncologie comme en Samu-Smur relèvent d'un tout autre contexte. Il existe toutefois un certain nombre de points communs entre ces approches divergentes dont certains seront directement responsables de situations difficiles.

Même si les choses tendent à s'améliorer grâce à une meilleure information du grand public, l'hypnose conserve encore en grande partie son aura sulfureuse fondée sur des croyances anciennes. La peur de se faire manipuler, ridiculiser ou de livrer des secrets sont autant de réactions encore exprimées par une grande partie de nos patients.

La simple évocation du mot « hypnose » engendre encore des résistances. Cela est hélas tout aussi vrai parmi les soignants, toutes spécialités ou mode d'exercices confondus. Nous devons alors consacrer du temps pour rassurer, expliquer, lever les doutes.

– un patient suivi pour un trouble chronique en thérapie de ville peut aussi se présenter lors d'une consultation en phase chaotique aiguë, associant alors anxiété, agitation voire agressivité, ce qui peut rendre la situation très inconfortable pour le thérapeute s'il est seul avec lui.

– si l'humeur du patient peut être un frein, il faut reconnaître que celle du thérapeute peut tout aussi bien compliquer la situation. Soignant oui, mais être humain aussi, avec ses faiblesses, ses ennuis et sa fatigue. À nous alors de faire l'effort de laisser notre vie privée de côté, même s'il arrive parfois de nous laisser entraîner par nos jugements, nos croyances ou autres contrariétés. À nous de faire équipe avec le patient dans cette alliance, et de le rendre acteur le plus possible.

Recueil des situations difficiles

De ces similitudes comme de ces différences entre ville et hôpital émergent un certain nombre de situations « difficiles », pour le soignant comme pour le soigné.

En voici une liste non exhaustive par ordre d'importance, évoquées par les thérapeutes :

- parasites sonores (H [hôpitaux], V [ville]) ;
- contraintes interpersonnelles : intégration de l'hypnose dans le système de soins (H) ;
- multiplicité des tâches et charge de travail (H) ;
- méconnaissance du patient, pas de premier entretien (H) ;
- anxiété aiguë, peur panique du patient (H) ;
- multiplicité des intervenants (H) ;
- contraintes horaires (H, V) ;
- agitation ambiante (H) ;
- limite du thérapeute (H, V) ;
- agitation du patient (V, H) ;

Gardons en mémoire que la plupart de ces difficultés sont essentiellement liées à la perception de la réalité que se fabrique le thérapeute. Cela sera davantage à lui de franchir le cap, de lâcher prise pour réussir à s'adapter aux parasites et de les utiliser au profit du patient.

Depuis quelques années, l'expérience montre que plus ces parasites sont nombreux et intenses, plus la transe sera riche de l'énergie émotionnelle déployée. Le point culminant reste à ce jour les transes réalisées lors de désincarcération au milieu de l'agitation.

Les intervenants sont multiples : Smur, pompiers, gendarmerie, victimes, témoins, badauds, etc., les conditions extérieures parfois difficiles (nuit, météo défavorable) et les sons des plus « inquiétants » (compresseurs, pinces hydrauliques, tôles tordues, verre pilé). Dans ce contexte, les victimes ont été brutalement arrachées à leur quotidien, perdant ainsi le sentiment d'invincibilité et d'immortalité inconscientes.

Le passage en transe négative, décrit au chapitre 3 est immédiat, durable si rien n'est fait et peut conduire au syndrome de stress post-traumatique.

Lors de ces situations difficiles, le patient est éjecté du confort de la consultation programmée (*fig. 29*).

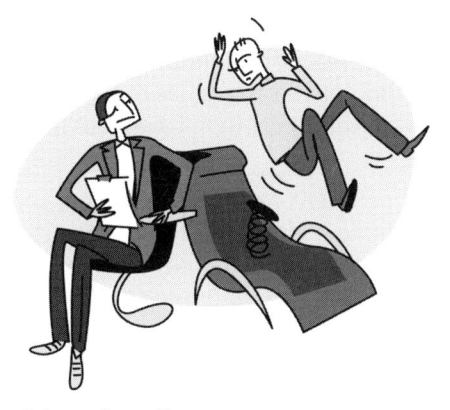

Figure 29. Patient éjecté de son fauteuil.

Complémentarités du regard infirmier et médical sur le sujet et la prise en charge

La formation à l'hypnose transforme radicalement la façon de travailler des soignants. Quel que soit leur niveau d'aptitude, depuis la maîtrise des techniques de base apportées par la communication thérapeutique [8], jusqu'à la pratique de techniques avancées comme l'hypnose ericksonienne, l'approche du patient est toujours différente.

La plupart du temps, la relation et la rencontre soignant-patient sont limitées à l'application d'un geste technique ou d'un traitement. Aucune alliance n'est créée avec le patient, trop préoccupés par la charge de travail qui s'annonce pour la journée. Nous sommes déjà dans la chambre suivante ou encore dans la précédente mais finalement peu « avec » notre partenaire de communication et de soin. Que nous soyons infirmières ou médecins, les années de pratique conduisent à la même interrogation : quel serait l'outil permettant de tisser de nouveaux liens avec le patient ?

La pratique de l'hypnose permet de répondre à cette question et modifie la relation avec le patient. On rentre vraiment en relation avec lui et l'on perçoit immédiatement le retour qu'il nous adresse. Un regard, un sourire, une présence partagée qui font de nos journées quelque chose de différent.

Le patient est interpellé par cette différence, il capte les choses plus rapidement et agit alors en résonance avec le soignant. Du côté du soignant, cette harmonie retrouvée limite les risques de burn-out. L'ambiance change, particulièrement dans les services où plusieurs soignants sont formés. Les relations évoluent aussi entre collègues. L'idée est de reprendre plaisir au travail, à cette attention quotidienne à l'autre. Et comme l'on voit de nombreux patients chaque jour, autant s'amuser à ressentir chacun d'entre eux, à retenir les conversations, les mots, les mimiques de chacun pour reprendre la conversation là où on l'avait laissée.

Alors dans cette alliance, les personnes se livrent, racontent des choses et des partages qu'elles ne disent pas autrement parce qu'on les écoute, on les comprend, on s'adapte à elles et l'on n'est pas là seulement pour un acte médical ou paramédical. En particulier en hôpital de jour, où ce qui a été amorcé le matin à l'arrivée sera progressivement poursuivi au fil des heures dans une construction hypnotique, métaphorique et relationnelle.

Des deux formations différentes que sont celles d'infirmière et de médecin, chaque approche complémentaire apporte une pierre à l'édifice de la relation. Alors nous avons beaucoup échangé sur la vision que nous avions du travail de l'autre, sur nos à priori, parfois justes, parfois complètement faux. Les patients se confient plus facilement aux infirmières, sans la barrière qu'installent souvent les médecins, consciemment ou non, sans celle que dressent les malades à tort ou à raison. Ils ont plus de proximité avec les personnels paramédicaux qu'ils côtoient plusieurs fois par jour. Les échanges sont plus simples et se font dans le couloir, au bord du lit, sans la barrière d'un bureau de consultation.

Le chance de pouvoir travailler en équipe, comme cela peut se voir au bloc opératoire, en SMUR ou ailleurs offre une continuité dans la démarche de soins. Les uns démarrent la prise en charge, les autres la poursuivent au fil de l'avancée des soins.

Mais il est possible d'aller plus loin encore par *la transe à deux voix*, une technique que nous avons mise au point et que nous utilisons depuis plus d'un an à l'UETD. Elle associe nos deux compétences, en travaillant *à deux autour du patient*, avec deux voix qui se mêlent pour l'entourer, provenant de deux directions différentes, sur deux tonalités (féminine et masculine), sur deux registres (l'une des voix accompagnant dans l'action de la transformation, l'autre disponible pour rassurer, faire des pauses émotionnelles). L'une peut être plus cartésienne, logique, parfois scientifique, l'autre plus créative, imaginative, dissociée ; cela change d'une fois à l'autre. Cette double approche approfondit la transe, la dissociation, favorise le lâcher-prise et contourne les résistances. Plus la complicité est grande entre les thérapeutes et plus grande est l'efficacité. L'entraînement au quotidien renforce les automatismes, la fluidité, la possibilité de palier aussi parfois au désengagement de l'un des deux thérapeutes, appelé soudainement auprès d'un autre patient. Les témoignages au sortir des transes sont éloquents :

> J'ai vraiment ressenti des choses différentes. Stéphanie m'envoyait une source d'énergie intense, et Franck un côté plus sombre. Je prenais l'énergie de l'une pour illuminer mes zones d'ombre de l'autre. C'est bizarre, vraiment bizarre...

Le patient reste un acteur privilégié de la séance avec la mise en place d'un *signaling* en début de transe qui peut lui permettre de changer de voix à volonté. Les hypnothérapeutes s'adaptent à sa demande en temps réel.

> Au début c'était troublant car je n'avais pas l'habitude d'entendre la voix de Stéphanie... un moment de confusion puis cela devient naturel. Cela se fond à l'expérience...

Comme toujours en hypnose ericksonienne, rien n'est immuable ni définitif. Tout est affaire d'adaptation et d'observation de l'instant et de réaction. Il nous arrive d'envisager une transe à deux voix prévue en début d'entretien mais qui n'est finalement conduite que par l'un des deux, et inversement, les soignants adaptant la thérapie au processus.

Tout cela sans oublier que dans cette configuration, lorsque l'accompagnement est réalisé par l'un des deux soignants, l'autre se retrouve dans une position idéale pour observer l'échange, les *minimal cues*, le *mirroring* et l'alliance. D'un geste, il peut attirer l'attention de son partenaire sur quelque chose qui serait passé inaperçu. Pendant la séance, la communication entre nous passe par les regards, les silences, les intuitions et l'expérience des thérapies à deux. Ainsi, on sait pratiquement à chaque instant ce qui va être dit ou fait par l'autre.

> Vos voix sont complémentaires, la douceur de la voix féminine pour les phases de confort, et la voix masculine pour les moments plus délicats. Et puis cette fluidité des passages de l'un à l'autre...

Bien entendu, toutes les techniques que nous avons imaginées à deux voix sont également réalisables à une seule voix pour garantir notre liberté d'organisation.

7 Hypnose conversationnelle et formelle

Si la formation en communication thérapeutique ne doit plus être une question que l'on se pose aujourd'hui mais plutôt un devoir de chaque soignant ou chaque établissement, quelle que soit la profession de soins, qu'en est-il de la formation en hypnose conversationnelle et formelle ?

En France, les sociétés savantes telles que les Instituts Milton Erickson ou la Confédération francophone d'hypnose et de thérapies brèves (CFHTB) ont décidé que toutes les professions de santé et uniquement celles-ci, pouvaient accéder aux formations en hypnose.

Pour éviter toute systématisation et idées préconçues, il convient de préciser qu'un praticien en hypnose ne l'utilise pas tout le temps, ni avec tout le monde. Elle reste néanmoins un outil thérapeutique très performant, particulièrement en situation difficile où elle est d'autant plus bénéfique pour le patient, l'hypnosoignant et toute l'équipe. Nous choisissons d'y recourir en fonction des circonstances, mais aussi en fonction de nos sensations, de nos intuitions.

Selon Jeffrey Zeig lors de notre rencontre à Phoenix, tout se passe dans l'*experiencing* : le partage de l'expérience avec le patient. Cette approche lui offre la chance de modifier sa perception de la réalité pour l'aider lors de moments particulièrement difficiles (par exemple, un début de chimiothérapie). Cela s'avère être une gymnastique intense pour le personnel qui, d'une chambre à l'autre, doit s'adapter à des situations très difficiles et différentes. Dans une même chambre, peuvent être associés des patients au très bon pronostic avec des patients en soins palliatifs. Aussi, chacun doit-il prêter une extrême attention à ce qu'il dit car son voisin de chambre est aussi à l'écoute. En transe négative, tout ce qui est entendu est pris au pied de la lettre pour soi-même, y compris lorsque pourtant il s'agit de l'histoire du voisin. Le patient peut être à bout, épuisé par les récidives, les traitements, les examens, les soins palliatifs.

Dans ce contexte, les apports de l'hypnose conversationnelle sont extraordinaires.

Changement par métaphore

Certaines personnes gravement atteintes ont précisément du mal à se vivre autrement que comme des malades. Elles souffrent des traitements lourds qui provoquent une accumulation d'effets secondaires, leur vie personnelle a été bouleversée par la maladie qui règne en maître. Figées dans leur statut de « malade », cela devient leur identité, leur profession, *« je suis un cancer sur patte »*, disait une patiente. Tout leur univers est relié à leur maladie.

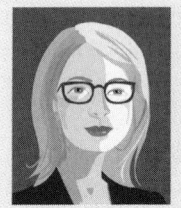

Le homard mayonnaise

Suivie depuis plusieurs mois, Mme Cancale vient environ tous les quinze jours pour sa chimiothérapie. Figée au fond de son lit, écrasée par les traitements, les ordonnances, les examens, les soins, elle n'a que son cancer comme seule conversation. La première visite dans sa chambre met en évidence qu'elle n'a rien apporté de personnel : pas de livre, pas de revue, pas de photos. Stéphanie l'observe et se dit que vu son âge elle doit potentiellement aimer faire la cuisine. En allant chercher du matériel pour le soin, Stéphanie passe par la salle d'attente pour récupérer quelques revues féminines avec des recettes. Pari gagné, elle adore ça !

Figée dans son statut de malade, Mme Cancale n'ira pas d'elle-même chercher des magazines. Il est donc très important que le soignant puisse initier une mise en mouvement l'entraînant vers autre chose que sa maladie.

Le soin commence alors et la patiente feuillète les pages tout en dissertant sur les recettes et les saveurs, quittant enfin l'univers du cancer. Progressivement, Stéphanie change de paraverbal et de comportement pour induire une douce dissociation. La perfusion a été posée sans que la patiente ne s'en rende compte et la prémédication est passée.

Par les « hasards » de l'organisation du service, Stéphanie revoit Mme Cancale quinze jours plus tard. Elle poursuit la discussion sur le même thème. Parfois, avec un patient, l'histoire restée en suspend peut être reprise au même endroit comme un nouveau chapitre qui s'ouvre, pour sa plus grande surprise. Une gymnastique intéressante aussi pour la mémoire du soignant… Retour donc aux recettes et autres petits plats. Mais au milieu de la conversation, la patiente laisse échapper : « Aujourd'hui, je viens encore chercher mon poison ! ».

Elle garde une perception très négative de son traitement, qu'elle perçoit davantage à travers ses effets secondaires que par ses bénéfices. Un premier protocole ayant échoué, elle a du en suivre un second provoquant d'autres effets secondaires : un nouveau « poison ».

L'important ici sera de « recadrer » les pensées de cette dame qui, si elle vient chercher du poison, va en effet récolter du poison : ses propres idées négatives. Le recadrage est une technique usuelle de communication

thérapeutique [8]. Stéphanie choisit de s'appuyer sur des analogies très simples :
– « Qu'avez-vous dans votre pharmacie à prendre contre la migraine ? De l'Efferalgan, de l'aspirine, des anti-inflammatoires ?
– Oui, oui, il y a les trois.
– Alors, lorsque vous avez mal à la tête et que vous disposez de trois molécules différentes, toutes efficaces, et pour lesquelles vous avez le choix, vous savez que l'objectif de supprimer la migraine sera atteint, quelle que soit la molécule choisie. Et bien pour la chimio, c'est exactement la même chose, plusieurs choix sont possibles, tous efficaces avec parfois des nécessités de changement. Ce n'est pas un échec, mais un autre traitement. Par contre le poison ne soigne pas, on est d'accord ! Vous qui aimez cuisiner, qu'est-ce qui vous ferait le plus de bien ?
– Du homard mayonnaise ! J'adore...
– Et bien voilà, la chimie, c'est exactement comme le homard mayonnaise, en moins savoureux... Elle sert à apporter à votre organisme ce dont il a besoin. Il va alors l'utiliser, le transformer puis l'éliminer... Le tout en apportant quelque chose d'utile à votre corps pour l'aider à se réparer, à se faire plaisir... »
S'ensuivit un échange métaphorique sur homard et chimiothérapie, en hypnose conversationnelle, avec des suggestions d'adaptation du corps, de plaisir à recevoir, à accueillir des éléments extérieurs pour faire du bien à l'intérieur.

Quelques jours plus tard, la patiente croisée brièvement dans un couloir souffla à Stéphanie avec un grand sourire complice : « Vous savez, je me suis fait un petit plaisir depuis l'autre jour ». Tout était dit et un homard y a probablement laissé des plumes ! La sérénité dans le soin et les plaisirs culinaires sont revenus chez cette patiente grâce au recadrage et la métaphore du homard mayonnaise.

La plupart des patients parlent de leur maladie, de leur douleur, de leur traitement par métaphores : « *L'annonce fut un tsunami* », « *le ciel m'est tombé sur la tête* », « *c'est le calme après la tempête* », « *je vis avec une épée au-dessus de la tête* », « *c'est comme un étau* », « *j'ai ressenti comme un coup de poignard.* » Dans toute situation difficile, l'écoute et l'observation fine, l'attention que l'on porte aux mots seront autant de portes d'entrée vers une hypnose conversationnelle très puissante. L'hypnothérapeute va se saisir d'un détail pour rebondir aussitôt sur l'image métaphorique et, en quelques secondes, dissocier le patient. Il pourra alors accompagner l'ailleurs, dans cet autre univers, même et surtout, si celui-ci était péjoratif au départ. La transformation sera alors induite pendant la métaphore et ramenée ensuite comme un cadeau depuis une transe devenue positive vers la conscience critique, sans oublier les suggestions post-hypnotiques qui seront semées.

Toujours dans le même registre, pour les patients plus cartésiens, il sera important de leur faire comprendre que la chimiothérapie va faire le travail toute seule. Tout comme leur corps est capable de travailler en autonomie : respirer, digérer, voir, entendre, il va recevoir le traitement, s'en servir, et rejeter tout ce dont il n'a plus besoin. Tout comme il reçoit l'oxygène et rejette le gaz carbonique, comme il reçoit les aliments, les digère avant de les éliminer, comme il boit avant d'uriner. Une succession de truismes avant de présenter la suggestion positive de l'efficacité et de l'acceptation de la chimiothérapie. « *Un apport comme un autre qui sera utilisé puis éliminé. Le corps prend tout ce dont il a besoin sans pensée consciente de l'esprit qui ne s'occupe de rien...* »

MESSAGE Essentiel

- Par expérience, le simple fait de recadrer le rôle de la chimiothérapie en la renvoyant au rang d'une molécule aussi banale que le paracétamol limite l'apparition des effets secondaires.
- À l'inverse, décrire l'ensemble des effets secondaires possibles les accroît par effet nocebo.

Changement par réification émotionnelle

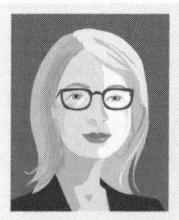

Ballon sauteur

Alors qu'elle débute un traitement en oncologie par une chimiothérapie sur chambre implantable, Mme Saint-Cast présente une phobie des aiguilles. Lors de chaque pose de perfusion, elle panique, hyperventile et fond en larmes.

Stéphanie la découvre dans sa chambre, prostrée dans un fauteuil coincé entre les deux lits occupés. Mme Saint-Cast a le sentiment de s'être donnée en spectacle. À juste titre, puisque les deux autres patientes la regardent, incrédules de la voir « dans un état pareil pour si peu ». Peu de temps avant, pendant sa formation, elle venait d'apprendre la réification et elle ne savait pas encore à l'époque s'adapter au « tout est possible sans rien savoir du sujet... ».

Selon les règles, Stéphanie commence par un premier entretien, sous l'œil étonné des deux voisines. Elle enchaîne par une séance formelle à distance et travaille sur sa peur des aiguilles en utilisant les principes de la réification émotionnelle très efficace.

Mme Saint-Cast associe son angoisse à l'image « d'un ballon sauteur pour enfant, noir et lourd comme du plomb ». Elle matérialise celui-ci en tenant ses deux mains placées devant son thorax, dessinant une très large sphère. La réification a transformé le ballon sauteur en un petit ballon de plage léger et coloré avant de trouver le moyen de le rendre encore plus discret en le dégonflant par sa valve. Il se retrouva à ses côtés, présent mais aplati, juste dans le décor...

Changement par lieu sûr

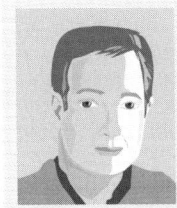

Voyage à Madagascar

Par un dimanche pluvieux sur le terrain de foot d'une petite localité bretonne, un joueur malgache souffre d'une fracture fermée bimalléolaire. Le responsable du tacle accidentel est très affecté par son geste maladroit. Il y a dans l'entourage vingt joueurs qui arpentent le terrain, trois arbitres, trois cents personnes environ dans les tribunes ainsi que quatre pompiers et une équipe de Smur appelée en renfort.
– « Bonjour, je m'appelle Franck, je suis le médecin du Samu... Quel est votre prénom ? »
– « Paolo... Faites quelque chose, je n'en peux plus... Ma cheville... »
– « Je vois ça, votre visage me dit ce que ce pied ressent... Ce doit être intense... Notre équipe va s'occuper de votre bras droit pour installer une perfusion et vous donner des calmants... Pendant ce temps, nous, on peut discuter si vous êtes d'accord... Parler de votre douleur justement... Vous avez mal comment ? » (*début de dissociation-réassurance sur les médicaments à venir ; début d'alliance « les autres » par opposition à « nous » ; ratification de la douleur ; message que le patient est écouté*)
– « Atroce, on dirait qu'on m'arrache le pied, qu'on fait couler un métal en fusion dessus... »
– « C'est quoi votre profession quand vous n'êtes pas Ronaldo ? » (*confusion ; passage du coq à l'âne*)
– « Soudeur métallurgiste ».
– « Évidemment, d'où le métal en fusion pour la douleur... (*mirroring verbal ; référence du patient ; ratification*) Est-ce que vous seriez prêt à faire quelque chose pour m'aider à vous aider ? » (*alliance ; confusion*)
– « Tout pour avoir moins mal ».
– « Eh bien justement, pour vous aider, je voudrais que vous descendiez tout entier pour vous installer dans votre cheville, comme si pendant quelques secondes vous deveniez seulement votre cheville... Pour savoir si vous arrivez à avoir un peu plus mal ? » (*changement de paraverbal, rejoindre*

le patient dans sa transe négative en s'aidant soi-même par une position inconfortable pour l'instant ; dissociation ; confusion ; utilisation du pire pour le meilleur en recherchant à accentuer la sensation qui est donc bien entendue et comprise)
– « Plus mal, vous êtes vicieux vous, c'est pas suffisant là ? »
– « Si manifestement, mais cela nous serait utile à tous les deux de savoir s'il vous est possible de ressentir plus fort cette douleur de fusion... juste quelques secondes... » (*poursuite de la construction de l'équipe en duo ; ratification*)
– « C'est dingue mais j'y arrive pas... C'est pareil... Même si je ne pense qu'à cela... »
– « Parfait, je vous félicite, c'est tout ce que nous avions besoin de savoir vous et moi... Les autres continuent ce qu'ils ont à faire autour de vous et vous pouvez entendre ou pas leurs discussions... Vous choisirez ce qu'il y a de mieux pour vous... bref, si vous ne pouvez avoir plus mal, c'est que le sommet est atteint maintenant, elle ne va pouvoir que diminuer... » (*alliance ; dissociation ; recadrage de la douleur qui a atteint son maximum. À noter ici que quelle que soit la réponse du patient, il « gagne » toujours puisque s'il répond qu'il est capable de l'augmenter alors nous le féliciterons d'être ainsi le maître de sa douleur et puisqu'il peut l'intensifier alors il va pouvoir aussi bien la diminuer avec notre soutien...*)
– « C'est parfait, vous pouvez continuer de suivre ma voix et commencer à remonter de cette cheville vers la partie la plus confortable de votre corps... Vous me direz lorsque vous aurez réussi... » (*approfondissement de la transe ; poursuite de la dissociation de la cheville ; début de passage vers le positif ; suggestion implicite de confort quelque part ; suggestion de réussite à venir*)
– « J'y suis... Dans mon ventre, je suis bien... »
– « C'est très bien... Et si vous n'étiez pas ici... Où aimeriez-vous être... ? » (*début de transfert vers ailleurs... dissociation*)
– « Chez moi, à Madagascar, sur ma plage d'enfance où je vais avec ma femme et mon fils... »
– « Racontez-moi ce que vous ressentez là-bas, ce que vous vivez... Pendant que vous et moi parlons de votre plage sur laquelle vous êtes maintenant, je vais aussi prendre soin de cette cheville là-bas tout en bas de votre jambe... Si loin que vous ne la voyez même plus... » (*poursuite dissociation et accompagnement*).

La suite de ce cas pratique se déroule par un lieu sûr décrit par le patient en transe formelle, accompagnée par nos suggestions. Nous avons utilisé les cinq sens de Paolo dans son vécu de la plage, en particulier les sensations de la baignade et de l'eau qui anesthésiaient progressivement toutes les parties de son corps, ainsi que le plaisir de Ti Punch qu'il a l'habitude de savourer avec son épouse sur cette plage au coucher du soleil.

Pendant son voyage intérieur initié en utilisant et focalisant la douleur, nous avons progressivement transformé la transe négative en transe positive. Au final, la réduction de la fracture et le transport vers l'hôpital ont été réalisés avec seulement 10 gammas de Sufenta IVD (pour un sujet de 80 kg, cette dose est proche de l'homéopathie) et la consommation d'une bonne demi-douzaine de Ti Punch coco-citron vert ! Les quelques minutes précédant l'admission aux urgences ont été consacrées à une vague de suggestions post-hypnotiques d'analgésie devant s'initier aux moments des brancardages à venir, de l'examen clinique par l'urgentiste, de la radio et de l'hospitalisation en chirurgie.

En parallèle, pompiers, coéquipiers, et responsable du tacle ont tous dit avoir voyagé eux aussi sur leur plage préférée. Satisfaction ultime pour Paolo, il a quitté le terrain sous les acclamations du public, des joueurs et des arbitres. Et nous nous retrouvons avec une envie irrépressible d'un voyage à Madagascar... Les suggestions post-hypnotiques peuvent marcher dans les deux sens.

Limites

Limites de la technique

Partant du postulat que « *la réalité du monde n'est que la perception que nous en avons* », une situation peut être perçue comme difficile par le soignant et non par le patient, ou inversement. Observer nous permettra de le déceler et de nous adapter à ce que vit le partenaire de communication.

En ce qui concerne les limites de la technique : pour une transe, il suffit de pouvoir communiquer. Or « *on ne peut pas ne pas communiquer* » c'est bien connu maintenant. Nous ne voyons donc qu'une seule limite, celle d'un patient inconscient au sens neurologique du terme et qui ne pourrait ni voir, ni entendre (à priori d'ailleurs, puisque nous ne savons toujours pas si les patients dans le coma n'ont pas une perception partielle du monde qui les entoure). Même la barrière de la langue ou celle des bruits environnants ne peut être retenue comme une limite car il nous reste alors le non-verbal et le paraverbal, soit 93 % du message. Poser la main d'un patient sur le thorax pour lui faire sentir notre rythme et synchroniser le sien ; lui transmettre notre message par mimétisme gestuel pour transmettre une technique sans le moindre mot, seulement par l'expérience ; communiquer par le regard tout en amenant de la sécurité par l'intonation d'onomatopées, ou tout simplement en continuant de parler notre langue, même s'il ne la comprend pas, laissant le paraverbal faire le reste au sein d'un non-verbal bienveillant ; et pour finir, le plus important, cette synchronisation émotionnelle : toutes ces techniques seront utilisables, quelles que soient les barrières que l'on voudrait imaginer.

Exercice

Choisissez un partenaire de communication que vous ne connaissez pas trop, un collègue de travail, un voisin, une simple connaissance. Placez-vous assis par terre, de telle sorte que vous soyez en appui l'un sur l'autre dos-à-dos et laissez chacun vos paupières se fermer. Vous aurez au préalable décidé qui sera l'émetteur et le récepteur, puis vous inverserez les rôles ensuite.

Lorsque l'exercice débute et pour les cinq minutes qui suivent, l'émetteur va penser en silence strict à des souvenirs très émotionnels ou à des choses anodines. Le récepteur se contente de s'ouvrir à ses sensations et de recevoir émotionnellement. Lors du debriefing entre les deux tours, échangez sur ce que chacun a ressenti.

Une belle technique enseignée par Claude Virot, qui permet d'apprendre à recevoir les émotions de l'autre et à se mettre à son niveau émotionnel.

Limites du patient

Le plus simple est souvent de raisonner par l'absurde.

Exercice

Imaginez trois nageurs :
- un champion olympique au sommet de sa forme,
- un baigneur du dimanche par temps calme qui nage paisiblement en ayant pied,
- un naufragé pris par une crampe au large de la Bretagne, en pleine tempête et dont le bateau vient de couler.

Lequel aura le plus besoin d'un sauveteur ?

Si vous trouvez la réponse à cette énigme, vous comprendrez sans mal pourquoi un patient en situation difficile de son point de vue n'aura que peu de chance de développer des résistances.

Lors d'une consultation d'hypnothérapie pour une pathologie chronique, tout patient expert de son trouble aura le temps et la possibilité de dresser des barricades pour « que rien ne change » et ne pas se donner une chance de guérir. La peur de guérir est souvent plus forte que la souffrance.

En revanche, en situation d'urgence, en phase aiguë chaotique ou à l'amorce d'un geste douloureux, d'une intervention, d'un traitement inconfortable, le « noyé » se raccrochera à n'importe quel objet flottant pouvant faire office de bouée. Le soignant devient alors cet objet flottant. La plupart du temps la technique est utilisée sans préambule, les explications viennent ensuite.

Aussi étrange et décalée que puisse être la communication, l'approche se passe parfaitement bien tant qu'elle reste éthique et dans le respect de la personne. Si la confusion peut être largement utilisée, il faut cependant prendre garde, comme pour le recours à l'humour, à éviter des sujets qui pourraient être choquants, voire blessants. Ainsi, il est conseillé de s'abstenir d'aborder des sujets touchant à la religion, aux préférences sexuelles, à la politique, aux valeurs profondes de l'être humain, au risque de briser définitivement l'alliance thérapeutique de façon durable. Le temps, l'espace, le langage fournissent à eux trois suffisamment de thèmes confusionnels à moindre risque.

Limites du soignant

« Je suis seul formé dans mon service, alors je ne peux rien faire »

« Je n'ai pas encore fini ma formation... je commence demain »

« Encore une session et j'y vais »

« Je ne suis pas en forme aujourd'hui, j'attends encore un peu »

« Il faudrait qu'une collègue vienne avec moi »

« Mais que va dire l'administration ? »

« Les chirurgiens ne sont pas d'accord, ça prend trop de temps »

« Les patients vont croire que je vais les ridiculiser »

« On se moque de moi quand je change de ton... plus personne ne veut me regarder dans les yeux de peur que je les hypnotise »

« Et si je perds mon patient dans sa transe ? »

« Qu'est-ce qu'il faut faire, là ? Mince, je sais plus... Bon ben prenez votre morphinique monsieur... »

« Dans ma pratique, il y a trop de bruit, trop de monde, trop de travail, trop de résistances, pas assez de temps, pas assez d'argent, trop de patients, pas assez de patients, des collègues, des supérieurs, des enfants, des adultes, des hommes, des femmes, il pleut, il neige... ah oui et puis un papillon bat des ailes au Brésil alors j'ai lu dans un bouquin sérieux que cela pouvait avoir des conséquences... »

Bien sûr, certains jours il est possible de ne pas avoir envie, de ne pas sentir l'alliance de son côté, tout simplement parce que chacun a ses faiblesses et ses imperfections, ses préjugés ou ses craintes. Dans les cas où la communication n'arrive pas à s'établir, le soignant peut toutefois passer la main à un collègue : il s'agit alors d'un choix conscient et non d'une excuse.

Conclusion

Il existe des dizaines de fausses excuses pour ne pas agir, pour se priver soi-même et priver le patient d'un outil exemplaire, bien que non universel, l'hypnose ericksonienne. Un parmi tant d'autres, mais si utile. Nous espérons que ces lignes vous autoriseront à franchir vos limites, à être encore plus créatif, pour aller marcher là où l'émotion, l'alliance et la relation humaine induisent le changement.

Il suffit parfois d'un battement d'aile de papillon pour déclencher une tempête. Il suffit d'un soignant formé pour que dans un service les choses bougent. À ce jour, l'organisation a changé au sein du service d'hémato-oncologie. Stéphanie a maintenant un temps dédié de 30 % pour l'hypnose et l'accompagnement des patients, soit lors de gestes douloureux, soit en consultations orientées douleurs, effets secondaires des traitements ou vécu de la maladie. De son côté Franck bénéficie d'une consultation d'hypnose médicale au Centre antidouleur depuis deux ans. Les résultats tout à fait positifs rapportés par les patients ces derniers mois, associés à l'ouverture d'esprit de toute l'équipe médicale et des cadres, ont permis l'évolution du système dans notre centre hospitalier comme dans de nombreux autres en France.

Lors de votre prochaine consultation, acceptez cette synchronisation, acceptez de rejoindre l'autre, acceptez cette transe parallèle. Vivez ce moment comme on devrait vivre chaque instant de notre vie professionnelle ou personnelle... *comme si ce devait être le dernier*. Accordez votre confiance à cette partie de vous qui a entendu, lu, appris... Elle sait ce qu'il y a de mieux à faire. Oubliez le reste et soyez là, vraiment. Laissez vos *tricksters* vous guider sur un chemin aventureux et faites de votre profession un moment d'échange et de complicité.

Plus la situation est « difficile », plus elle contient la source de l'énergie potentielle indispensable. Chaque élément qui la constitue devient une ressource, celle dont vous avez besoin pour avancer dans la séance. Absorbez cette énergie et transformez-là pour atteindre un nouvel équilibre.

Lorsque vous vous ouvrirez, encore plus, à celui qui attend votre aide, que vous marcherez à ses côtés sans aucun autre bénéfice attendu que celui d'être juste un soignant, vous ressentirez en vous émerger quelque chose d'intense qui vous protégera aussi.

Chacun aura alors appris de l'autre avant de reprendre sa route.

Enfin, paradoxalement, notre message serait de dire : « oubliez aussi vite que possible ces mots écrits à quatre mains et ne retenez que les émotions, les accords, les désaccords qu'ils soulèveront en vous pour vous mener vers de nouvelles réflexions ».

De jour en jour, le besoin d'écrire ce que nous vivions dans cette pratique devint une évidence. Un simple partage de nos expériences, en toute humilité, car rien de ce qui est dit ici ne saurait être pris comme une vérité. Simplement comme notre vision des choses dans ces circonstances difficiles.

Peut-être qu'un jour prochain nous ouvrirons d'autres pages pour aller plus loin encore...

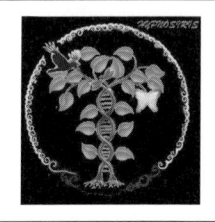

Pour contacter les auteurs

www.hypnokairos.com
hypnokairos@gmail.com

Postface

Quelques semaines seulement avant l'écriture de ces dernières lignes, lors de notre voyage à Phoenix, nous avons souhaité réaliser la tâche mythique que Milton Erickson donnait à ses patients : gravir le Squaw Peak au lever du soleil et laisser venir de notre inconscient tout ce qu'il voudrait nous offrir de ce moment avec nous-même dans le silence et les brumes matinales (*fig. 30*). À mi-chemin de l'ascension, un modeste banc patiente au

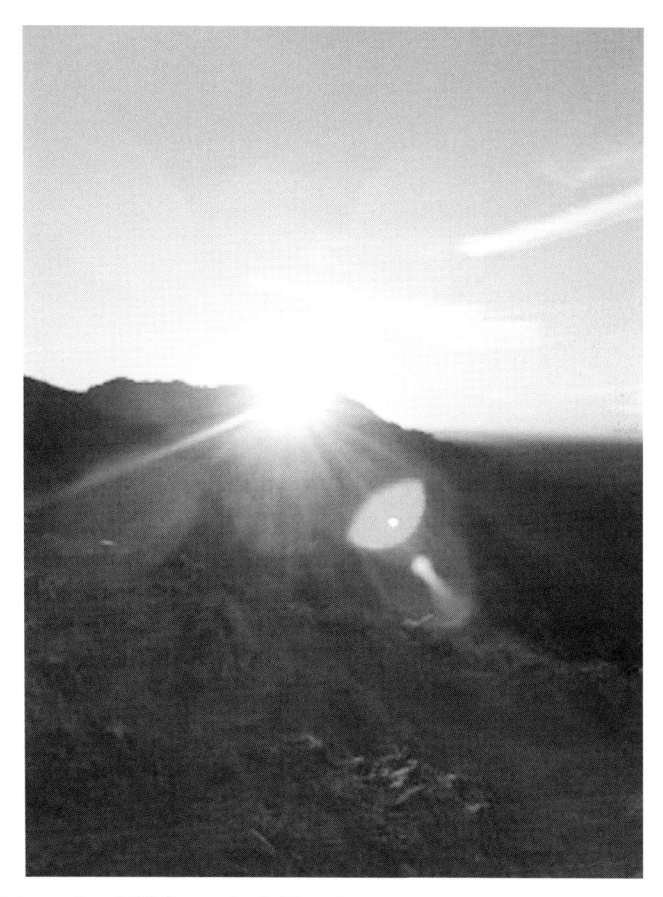

Figure 30. Lever de soleil à Squaw Peak, Phoenix.

détour d'un virage. Il porte une plaque en hommage à Milton Erickson et là, juste autour, ont été dispersées ses cendres et celles de son épouse (*fig. 31*). Un espace de pause, pour quelques minutes, à contempler le soleil naissant à l'horizon. Plus tard, au sommet, battus par les vents, nous avons compris le sens de cette suggestion. Impossible de partager cette expérience intérieure. Nous ne pouvons que vous inviter à vivre ce moment inoubliable dans la carrière d'un thérapeute et vous comprendrez alors beaucoup sur vous-même, vos attentes.

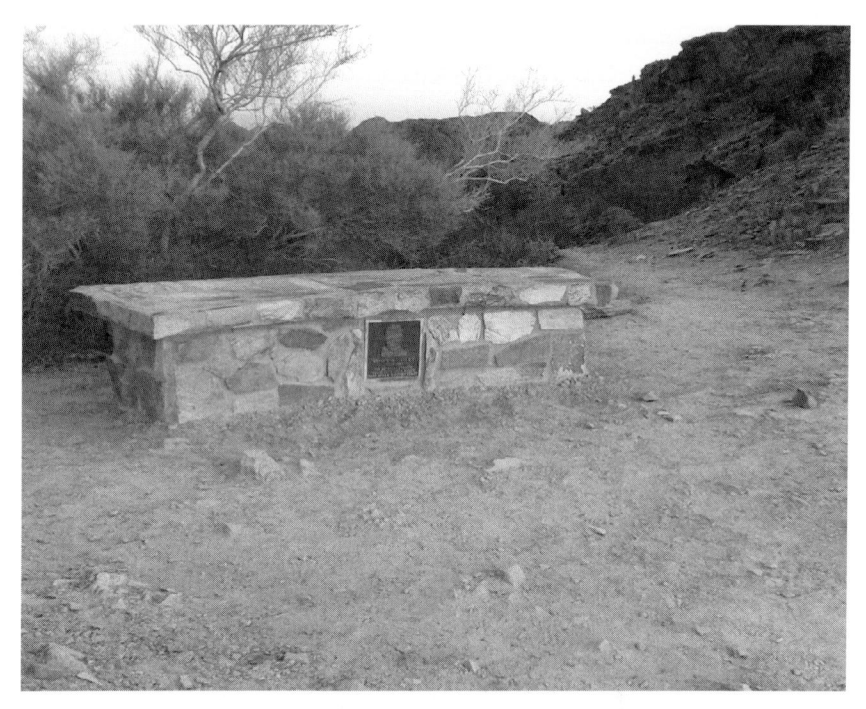

Figure 31. Banc de Milton H. Erickson.

Deux heures plus tard, dans le jardin de la maison du 1201 East Hayward Avenue où Milton Erickson vécu les dix dernières années de sa vie, Jeffrey Zeig nous parlait de sa première rencontre avec Erickson, de ce qu'il lui avait appris de la relation à l'autre... Un moment émouvant vous l'imaginez, où la voix de Jeffrey fût un instant comme suspendue, alors que brillait un peu plus son regard teinté d'une larme.

À la question de savoir quel pouvait être son meilleur souvenir avec Erickson il nous répondit : « *I can't find only one ! All the time spent with him was the best... Experiencing is what he taught me ! Life is experiencing... We need to give this experience to our patient...* » (Je ne peux en trouver qu'un seul ! Tout le temps passé avec lui est ce meilleur souvenir... Vivre l'expérience est ce qu'il m'a appris ! La vie est l'expérience... Nous devons offrir cette expérience à nos patients).

Assis tous les trois sous cet arbre *Palo Verde* (qui a inexplicablement poussé dans le jardin d'Erickson dans des proportions inhabituelles pour son espèce), dans un *mirroring* spontané manifeste (*fig. 32*), l'émotion était à son comble pour nous deux, jeunes thérapeutes, conscients de vivre un instant unique, avec la chance insolente d'être au bon moment, au bon endroit, là, à cette seconde de l'instant présent.

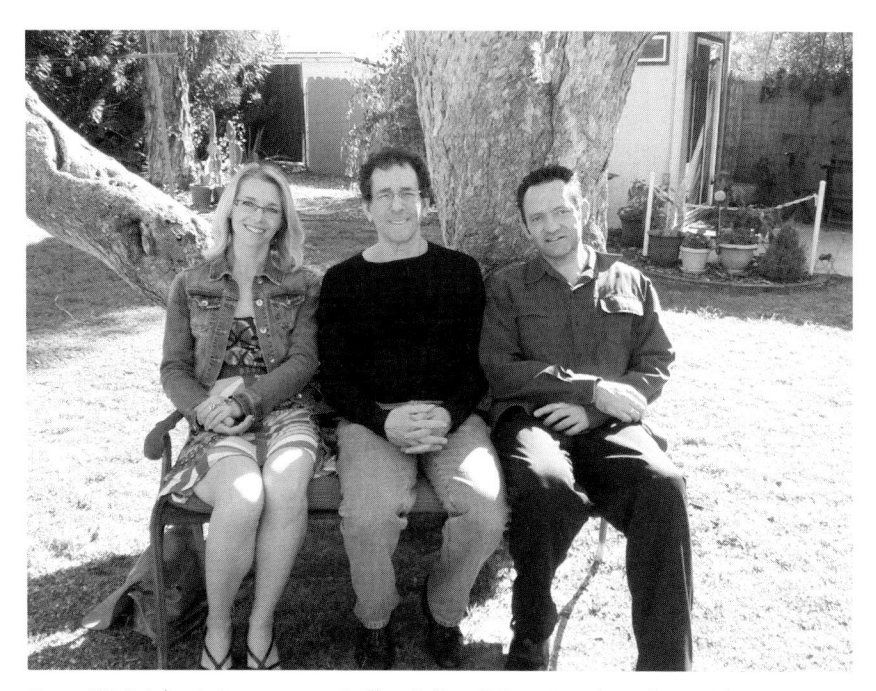

Figure 32. Stéphanie Desanneaux-Guillou, Jeffrey Zeig et Franck Garden-Brèche.

Lorsque le regard de Jeff s'est perdu dans les souvenirs du passé, dans ses propres apprentissages, et qu'il nous a offert tout cela généreusement, quelque chose a changé en nous à jamais. Inexplicable par des mots, cela se vit, cela s'expérimente, et cela se partagera dans nos thérapies à venir.

De l'émotion pure...

Remerciements

À Claude Virot pour tout ce qu'il nous a appris et à la confiance qu'il nous accorde aujourd'hui. En nous ouvrant les portes d'Émergences, il nous a permis de franchir celles d'une autre vie professionnelle et personnelle. Les fondations solides de son enseignement nous offrent la possibilité d'un développement créatif de notre pratique en toute sérénité,

À l'équipe d'Émergences, Amélie, Énora, Nadine et Benjamin, pour leur soutien,

À Jeffrey Zeig et Brent Geary pour leur accueil au sein de la Fondation Erickson de Phoenix.

Stéphanie et Franck

Merci

À Ernest L. Rossi, qui a rendu ma pratique plus incisive,

À Jean-François Marquet pour nos discussions et nos moments de complicité.

Franck

Merci

À Marc Porneuf, chef de service d'hémato-oncologie du Centre Hospitalier de Saint-Brieuc, ainsi qu'à l'ensemble de l'équipe médicale, paramédicale et à Joëlle Mottais pour l'opportunité qu'ils m'ont offerte,

Au « vieux monsieur » qui, au crépuscule de sa vie, m'a accordé toute sa confiance alors que j'étais encore en formation. Il m'a offert une magnifique expérience humaine, faite de complicité et de partage émotionnel. Accordant une place à Franck comme cothérapeute pendant mon absence temporaire, il nous a inspiré les consultations avec deux thérapeutes pour un patient et notre « transe à deux voix ».

Stéphanie

Enfin...

Merci à tous nos patients pour ce qu'ils nous apprennent à chaque consultation et la confiance qu'ils nous accordent aux pires moments de leur vie...

Glossaire

Ancrage négatif : le processus dit « d'ancrage », ou de « point d'ancrage » (*Anchor point*) est un processus simple et naturel qui consiste à associer un état interne (émotion, ressenti) à un stimulus externe

Impliqué : victime non blessée d'un accident ou d'une agression.

Lieu sûr : endroit de confort, de sécurité et de sérénité pour le patient. Il peut-être passé, présent ou futur, réel ou imaginaire.

Mind-mapping : carte heuristique (ou carte cognitive, carte mentale, carte des idées, dans les pays anglosaxons et usuellement, *mind map*), est un schéma, supposé refléter le fonctionnement de la pensée, qui permet de la représenter visuellement et d'en suivre le cheminement associatif.

Minimal cues : comportements ou messages subliminaux qui véhiculent des informations sur le vécu personnel et relationnel du sujet. Les hypnothérapeutes utilisent souvent les indices minimaux en particulier le langage du corps, l'expression du visage, les types de respiration, et les mouvements rapides des yeux pour évaluer la profondeur de la transe.

Mirroring : comportement en miroir intentionnel.

Pacing : *mirroring* respiratoire.

Pensée heuristique : opération mentale, rapide et intuitive.

Signaling : geste convenu avec le patient pour exprimer une réponse aux questions du thérapeute.

Yes-set : séries d'affirmations ou de questions, généralement trois ou plus, conçues pour induire un « oui » comme réponse afin que les questions ou propositions ultérieures aient plus de chances d'être acceptées.

Bibliographie

[1] Haley J. *Un thérapeute hors du commun*, Desclée de Brouwer, 1984.

[2] Erickson M. H, Havens R. A. *The wisdom of Milton H. Erickson*, New York : Irvington, 1992.

[3] Erickson M. H, Rossi E. L. *Collected Papers on Hypnosis : Hypnotic Alteration of Sensory, Perceptual and Psychophysical Processes* v.2, John Wiley & Sons Inc, 1980.

[4] Selye H. *Le Stress de la vie*, Paris : Gallimard, 1962.

[5] Rault P, Garden-Brèche F. Psycho Traumatisme lié au Stress Dépassé (PTSD*), le stress réhabilité, http://www.adrenaline112.org/hypnose/doul/PTSD'.html

[6] Sander D, Klaus R. Sherer et coll. *Traité de psychologie des émotions*, Paris : Dunod, 2014.

[7] Gleick J. *La théorie du chaos*, Paris : Flammarion Champs Sciences, 2008.

[8] Virot C, Bernard F. *Douleurs aiguës, hypnose et anesthésie*, Paris : Arnette, 2010.

[9] Watzlawick P, Helmick Beavin J, Jackson DD. *Une logique de la communication*, Paris : Seuil, 1972.

[10] Watzlawick P, Weakland J, Fish R. *Changements. Paradoxes et psychothérapie*, Paris : Seuil, 1975.

[11] Watzlawick P. Le langage du changement. Eléments de communication thérapeutique, Seuil, Paris 1980.

[12] Becchio J, Jousselin C. *Nouvelle hypnose, Initiation et pratique*, Paris : Desclée de Brouwer, 2009.

[13] Vézina J. F. *Les hasards nécessaires*, Paris : Éditions de l'Homme, 2012.

[14] Maslow A. A Theory of Human Motivation, *Psychological Review*, n° 50, 1943, p. 370-396.

[15] Garden-Brèche F. Thèse de médecine « L'adaptation psychologique aux prises d'otages » 1994.

[16] Hall E. T. *La dimension cachée*, Paris : Seuil, 1984.

[17] Mehrabian A, Wiener M. Decoding of Inconsistent Communications. Journal of Personality and Social Psychology 6 (1) : 109-114.

[18] Mehrabian A, Ferris S. R. Inference of Attitudes from Nonverbal Communication in Two Channel. Journal of Consulting Psychology 31 (3) : 248-252.

[19] Garden-Brèche F. Autant en importe l'avant, Revue Hypnose et Thérapie Brève n° 15, novembre-décembre 2009.

[20] Rossi E. L. *The Breakout Heuristic*, The Milton H. Erickson Foundation Press, 2007.

[21] Guillemant P. *La route du temps*, Éditions Temps Présent, 2010.

[22] Guillou S, Garden-Brèche F. Pour un changement de type III, Revue Hypnose et Thérapie Brève n° 29, mai-juin-juillet 2013.

[23] Brosseau G. *L'hypnose, une réinitialisation de nos cinq sens*, Interéditions 2012.

[24] Mills JC. *Se reconnecter à la magie de la vie*, Le courrier du livre, 2006.

IMPRIM'VERT®

Achevé d'imprimer par Corlet, Imprimeur, S.A. en octobre 2016
14110 Condé-sur-Noireau
N° d'Imprimeur : 184669 - Dépôt légal : avril 2014
Imprimé en France